精神科医・医学博士
水島広子

「心がボロボロ」がスーッとラクになる本

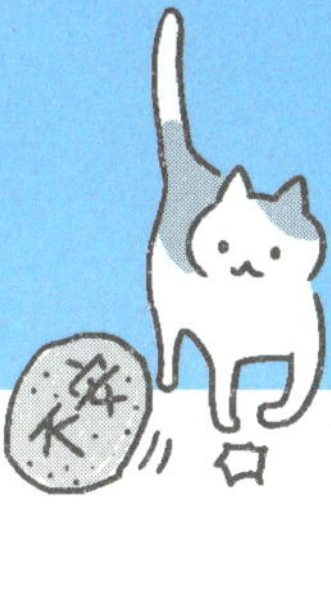

さくら舎

はじめに――心がボロボロになったときは、生き方を変えるとき

本書を手に取られた方は、すでにボロボロな心を感じておられるのでしょうか。あるいは、このままでは自分の心がボロボロになってしまう、と不安になっているところでしょうか。

いずれにしても、今現在、そのような状態になっているということは、とにかく頑張ってきたということ。本書によって、もっと楽な生き方を身につけていくとしても、ここまでの頑張りは本物です。

頑張らなければ、心がボロボロになったりしないからです。

まずはよく頑張ってきた自分をねぎらってあげましょう。

自分は頑張りが十分でなかったからボロボロになってしまったのだ、と感じる人もいるかもしれません。

確かに形として「頑張った成果」は出せていないかもしれません。

でもそれは、自分の努力が足りなかったからではなく、環境との相性によるもの。自分自身を「頑張りが足りない」と感じているのは、まさに頑張ってきた証拠です。このあたりは、本書をお読みいただくと理解していただけると思います。

心がボロボロになっている方は、例外なく、頑張ってきた人なのです。

本文で詳しく述べますが、自分がベストを尽くしてきた結果が現状なのだというところから、まずスタートしましょう。

ここまで本当によく頑張ってきました。

その上で、ですが、ボロボロな心をそのままにしてしまうと、うつ病などの形で心身を病んでいくことにもなりかねません。それに、何と言っても、人生の質はもっと向上させてよいもの。

「心をボロボロにしながら何とかゴールまで走り抜ける」人生ではなく、もっと楽に温かく生きていく豊かな生き方があるのです。

せっかく生まれてきたのですから、のびのびと、人とのつながりや、自分自身の力を感じながら、「ああ、生まれてきてよかった」と思えるような人生を歩んでみませんか。

本書を、そんな、人生観の転換の書として読んでいただければ何よりです。

今まで頑張ってきたからこそ、生き方を変えられる

ボロボロになってしまった今は、これまでの自分の努力のすべてが虚しく感じられているかもしれません。

でも、そんなことはありません。

本書を読んで生き方を変えていくとしても、それは、今まで別のやり方で一生懸命生きてきたからこそわかる価値。

今までのやり方ではとても自分がもたないということを、身にしみて感じたからこそ、今、本書を手に取られているのだと思います。

人間の生き方には、持って生まれた性格や、育った環境、周りにいた人たちの性格や価値観、今までの人生で経験してきたことなど、さまざまな要素が反映されています。

その結果としてある生き方をするようになるのは、必然とも言えるもので、頭で

変えようとしてもなかなか変えられるものではありません。

そもそも、今の生き方はごく当たり前のものだと思っていて、問題意識すら持っていない人も多いでしょう。

心がボロボロになって、「このままではダメだ」「もう生きていけそうもない」と切実に感じない限り、人は変わることが難しいのです。

心がボロボロになった今は、生き方を変えるとき。

ここまで頑張ってきた自分を認め、その上で、今の自分に必要な変化を起こしていきましょう。

必要なのは「頑張り」ではなく「癒《いや》し」

生き方を変えましょう、と言われて、「自分はもうこれ以上頑張れない」と思った方もおられると思います。

すでに心がボロボロで、生き方を変える気力もない、全く前向きになれない、という気持ちかもしれません。

でも大丈夫です。

本書で言う「生き方を変える」ということは、自分にとって最も自然な形にしていくこと。今までのように、流れに逆らって苦しみながら頑張るのとは、全く逆の方向です。

それは、魚が川の流れの中、自然にスルスルと泳ぐイメージ。

自分にとって最も自然な形になったとき、私たちは最も元気になりますし、生きと人生を楽しめるようになります。

もちろん、そのときには、心をボロボロにせずに、健康に「頑張る」ということも、またできるようになるはずです。

本書は「さらに頑張る」ための本ではなく、癒《いや》しのための本です。

ご自分を癒して、本来持っている力をのびのびと発揮しながら、人生はこんなに豊かだったのだな、という感覚を取り戻されるよう、本書がお役に立つことを心から祈っております。

水島《みずしま》 広子《ひろこ》

目次 ◎ 「心がボロボロ」がスーッとラクになる本

2章　「自信が持てない」ことには理由がある
―「衝撃」からうまく立ち直る方法

3章 他人からボロボロにされない「心の守り方」

―「困っている人」に振り回されないコツ

4章

「未来への不安」を手放せば、うまくいく

―絶望的な状況を乗り越えるヒント

5章　こうすれば、「本来の自分」を取り戻せる
——自分を粗末にしない考え方・生き方

「心がボロボロ」がスーッとラクになる本

1章

自分の「足りないところ」探し、していませんか？

―「頑張り」と「頑張りすぎ」は違う

1 何をやってもダメと思ってしまうのはなぜ？

最近、無理をしすぎていませんか？

自分がいっぱいいっぱいに頑張っているときに、「もう頑張らなくていいよ」と言われると、確かにホッとはするけれども、同時に「本当にそれだけでよいのか」という疑問がわき起こってくることがあります。

何かの目標に向けて頑張ること。そして何かを達成すること。

これは人生における喜びの一つとも言えるもので、「頑張り」をすべて放棄したいのか、というとそういうわけでもないと思います。

誰かと共に頑張るというのも、人とのつながりの中で人生を楽しむ一つの形です。

今現在心がボロボロになってしまっている方も、今までの人生の中で、「頑張ってよかった」と思えた瞬間があったのではないかと思います。

確かに「頑張りすぎ」で無理をするのはよくない。でも「頑張り」の全部をやめてしまいたいわけでもない。

「手を抜け」「いい加減でよい」と言われても何だか「いい加減に人生を生きろ」と言われているようで抵抗を感じるし、そもそもやり方がわからなくてできない。

そんな疑問を持っている方は、ぜひ本書を読み進めてみてください。

「頑張りすぎ」と「頑張る」は似て非なるものなのであって、この疑問への答えは案外簡単だからです。

「頑張りすぎ」と「頑張る」は単なる「量的」な違いだと思っている人は多いと思います。

「頑張る」の量が過ぎると「頑張りすぎ」になるのだと思うでしょう。

しかし実際には、「頑張りすぎ」と「頑張る」は、「質的」に違うものなのです。

足りないと感じる心が、自分を苦しめる

「頑張りすぎ」とは、一言で言えば、**「どれほど頑張っても足りないと感じてしまう心」**のこと。

もう十分に頑張ったからこのくらいでやめておいてよいのではないか、とか、他のこととのバランスにおいて、これはこの程度でやめておいたほうがよいとか、そういう感じ方ができなくなるのが「頑張りすぎ」です。

ひとたびそういうモードに入ってしまうと、どれだけ頑張っても「もっと頑張るべき」「まだ頑張りが足りない」と思ってしまうので、心はどんどんボロボロになってしまいます。

これが最もひどくなるのが、うつ病になるときの頭の中です。

うつ病は確かに物理的な過労がきっかけになって起こることが多いのですが、その際には物理的な過労だけでなく、精神的な過労が発症のプロセスを加速していきます。

常に「もっと頑張らなければ」という思いになってしまい、物理的には休んでいるはずの時間ですら、頭の中は「もっと頑張らなければ」と仕事に追いかけられる、ということが起こってきます。

こんな状態では休息をとることができないので、どんどんエネルギーが消耗していき、うつ病になっていってしまうのです。

ですから、うつ病は「頑張りすぎ」の一つの結果だと言えます。

「頑張りすぎ」をやめる＝足りないと感じる心の手放し

一方の「頑張る」は、**「自分ができるだけ頑張る」**ということ。

頑張ると、達成感を得ることができます。頑張りを「十分」と感じることができるのです。たとえ目標に達していなくても「今の時点ではこれで十分」と感じることができます。

自分が望む方向に向けて努力し、自分には力があると感じ、「今の時点ではこれで十分」と達成感を覚えられれば、自己肯定感も高まりますし、人生を豊かにするでしょう。

ですから、**「頑張りすぎ」をやめるということは、単に「頑張る量」を減らすということではなく、「どれほど頑張っても足りないと感じてしまう心」を手放すということなのです。**

結果として「頑張る量」も減ることが多いですが、そこに本質があるわけではありません。

実際に、ずいぶんたくさんの量を頑張っていても、生き生きとしていて、全く心がボロボロになっていない人もいますね。

なお、このように見てみれば、うつ病の人に対して「頑張って」と励ましてはいけない、と言われるのは当然のことです。

「どれほど頑張っても足りないと感じてしまう心」にとらわれている人に「頑張って」と言うことがどれほど酷《こく》か、わかりやすいですね。

ポイント
自分の中の「足りないと感じてしまう心」に気づいてみよう

2

「足りないところ」探しは心のクセ

完璧な人間など、この世には存在しない

「どれほど頑張っても足りないと感じてしまう心」を手放す、と言われると、「そうは言ってもやっぱり自分の努力が足りないというのは事実なのではないか」と感じる人もいると思います。自分を甘やかすような気がしてしまうかもしれません。

「どれほど頑張っても足りないと感じてしまう心」と共に生きてきた人は、そもそも、人間は自分に「足りないところ」を認めない限り努力することができないという信念を持っている場合が多いですから、当然の反応とも言えるでしょう。

これに対しては、「それでも、足りないところなどない」と断言できますし、「足りないところ」探しをしないほうが、結果として自分の力をよく発揮できるのです。

もちろん、何らかの「理想的な人間像」と比較すれば、常に「足りないところ」

を見つけることはできるでしょう。完璧な人間などいないからです。

しかし、「今の自分にできること」という観点から見れば、常に人間は「できるだけのことはやっている」のです。

みな、できるだけのことをやっている

それぞれの人には事情があります。

生まれ持ったもの。育った環境。今までの人生に起こった出来事。周りにいた人たち。他人から受けてきた扱い。今現在抱えている問題。本日の体調。

そのように、本人にしかわからない事情を、それぞれの人が持っています。

その事情の中で、すべての人がそのときそのときにできるだけのことをやっています。できるだけのことをやっているようにはとても見えない人であっても、その人に与えられた諸条件を考えると、「生き延びるためにはこうするしかなかったのだな」と理解できることばかりです。

今現在怠けているように見える人でも、過去の失敗体験から努力が怖くなってしまった、という事情を知れば、やはり今できるだけのことをやっている（自分が精

神的に耐えられるだけの努力をしつつ、それ以上の努力をしないことで自分を守っている）ということがわかります。

また、「ひどい」と思うような行動をとる人も、ひどく虐待《ぎゃくたい》されながら育って、誰も信用できない中、それでも生き延びるために他人を踏《ふ》みつけにしながら頑張ってきた、という事情を知れば、やはりできるだけのことをやっている（その人が知っている唯一の生存方法を用いて努力している）のだ、ということがわかります。

そんなふうに、すべての人が、それぞれの事情の中、できるだけのことをやってきた結果が現状である、つまり、**「あらゆることには必然性がある」**という理解をすることは重要です。

後から振り返れば、よりよい選択肢を考えることはできます。しかし、そのときのその人にとっては「それしかできなかった」「それがよいと思った」のです。

ポイント

あらゆることには必然性がある、と思えば楽になる

3

今できていないことは、今はできないこと

「足りないところ」探しをやめると、エネルギーがわいてくる

「すべての人が、できるだけのことをやっている」、つまり「今できていないことは、今はできないことなのだ」という理解はとても重要で、心をボロボロにしないための鍵とも言えます。

他人を見るときにも役立ちますし、自分をそういう目で見ることは重要です。

「もっとできるのではないか」と思うときに、「今できていないことは、今はできないことなのだ」と認めることは、心がボロボロになるのを防ぐと共に、実は結果として可能性を広げる効果もあります。

今の自分はこれでよいのだ、と思えると、安心し、やがて「頑張ろう」という元気なエネルギーすらわいてくるのです。

「今の自分はこれでよいのだ」と思えると前進する

この元気なエネルギーは、「まだ足りない」と自分を締め付けているときには永遠に出てこない性質のものです。

人間は安心したときに初めて、自分が持っている真の力とつながることができるからです。

安心していないときには、自分自身に対しても鎧《よろい》を着てしまうので、「そんなことできるわけがない」と可能性を狭《せば》めてしまいます。

また、何と言っても、「まだ足りない」と自分を締め付けると消耗します。

「もっとできるのではないか」と自分をいろいろな角度からチェックし、常に緊張していることは、かなりのエネルギーを使うのです。

そんなところで疲れてしまわないで、仕事なら仕事そのものに効率的にエネルギーを投入すれば、今よりももっと楽に頑張ることができるでしょう。

「頑張りすぎ」の人は、まさに、「肩に力が入りすぎた状態」のように見えます。

肩に力が入ってしまっていると、うまく働くこともできないし、とにかく疲れます。かなり頑張っているような感じがしても、実際には自分の肩こりと闘っているだけ、などという場合もあるでしょう。

それよりも、肩の力を抜いて、目の前の仕事により集中できるようにしたほうが、楽ですし、より余裕を持ってうまく働くことができるはずです。

ですから、本当の意味で進歩をしたければ、あるいは元気に「頑張り」たければ、そのときそのときの自分を認めることが大切なのです。

「今の自分はこれでよいのだ」と思うことが、次の前進につながっていきます。

つまり、「足りないところなどない」というのは、物理的な話ではなく、あくまでも精神的姿勢のことなのです。

物理的にはまだまだ進歩が可能な領域はある。でもそれは「今」でなくてよい。今の自分は十分に頑張っている。それを認めることなのです。

ポイント

肩の力を抜くことは、本来の自分を取り戻す第一歩

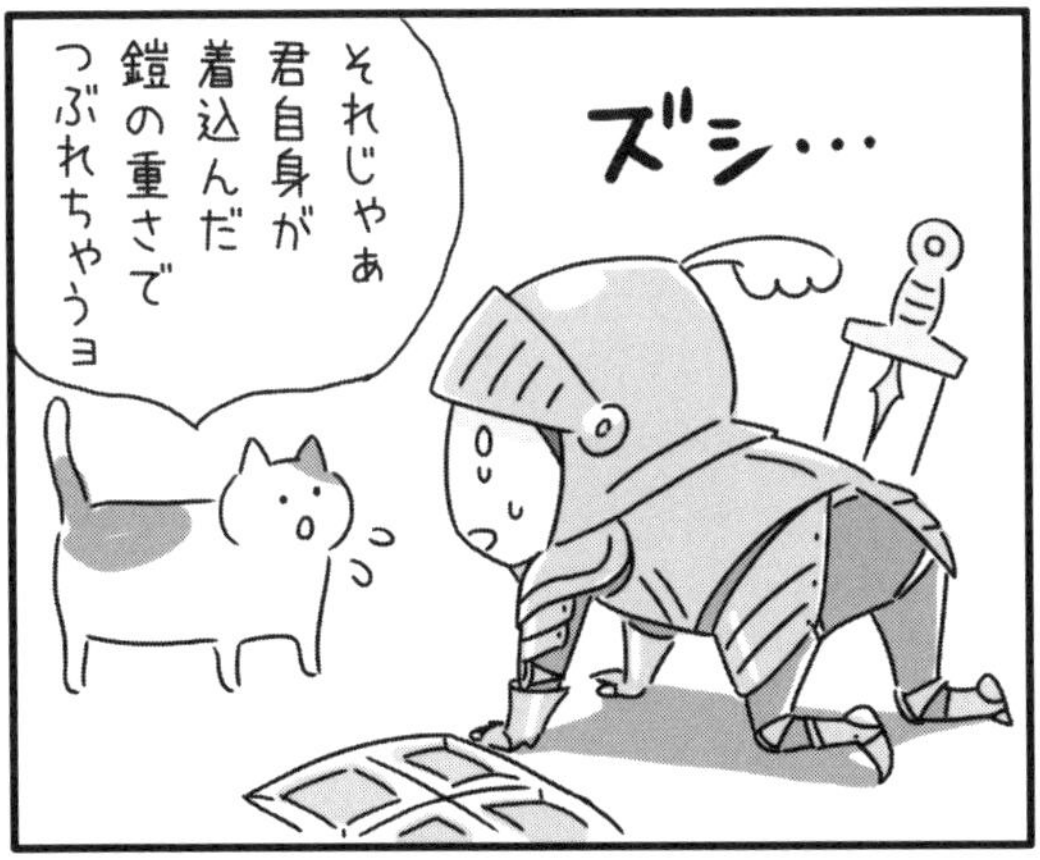
それじゃぁ君自身が着込んだ鎧の重さでつぶれちゃうヨ
ズシ…

4 自分の限界にはなかなか気づかないもの

集中力が下がってきていませんか？

例えば、こんなときは心身が悲鳴を上げ始めているときです。

例1

最近、仕事のしすぎで体がボロボロ……。ちょっとでも手を抜くと、ミスにつながってしまう。気を引き締めてやろうとしても、どこか抜けてしまう。

集中力の低下は、うつ病の症状の一つです。もしかしたらすでにうつ病になっているのかもしれませんし、少なくともうつ病予備軍ではあるでしょう。すでにそんな症状が出ているのに、気を引き締めてやろうとする、というのは、悲鳴を上げている心身に対して「まだ努力が足りない」「もっと頑張れるはず」とむち打っているということ。

頑張りすぎてしまう人は、どういうわけか、自分がその頑張りに耐えられると思っている節《ふし》があります。

しかし、私たち人間はあくまでも遺伝情報を持った生物であり、できることには限界があります。生命機能を維持するために必要なことがあり、それをないがしろにし続けると病気という警鐘が鳴りますし、ひどい場合には命にも関わってきます。

うつ病になった方と話していると、そんな自分の限界を全く意識していなかったような人が多いですし、ある程度は「もう無理かもしれない」と思っていても、その感覚を尊重せず、他のことを優先させてしまった、という人ばかりです。

もちろんこれも「頑張りすぎ」の症状の一つです。

そんな人たちに対して、心身の限界として示されるのが、「病気になる」という現象なのです。

限界を受け入れると、可能性が広がる

病気は確かに苦しいものですし、できるだけ避けて通りたいものです。

しかし、人間の心身はとてもよくできたもので、病気になるということは結果として自分を守る方向に働きます。

病気になった方を見ていると、「病気にでもならなかったらこういうパターンを変えられなかっただろう」と思わされるケースがとても多いのです。

自分では受け入れられなかった心身の限界を、病気という形で示されて初めて、心をボロボロにするパターンを変えることに取り組み始めることができるのです。

うつ病になって休職を余儀なくされるまで、働きすぎを止められない人もいます。そういう人は、治療の中で、「頑張りすぎない」ことを学んでいきます。

また、病気になってもなお「これは病気などではなく自分が怠けているだけ」「薬に頼るなんて自分が弱い証拠」と言って自分の限界を認めようとしない人もいますが、そんな姿勢では病気を治すことができませんので、結局は病を受け入れ、自分の限界に向き合っていかざるを得なくなります。

もちろん、そのような人にとって、病気の治療を受ける結果得られるものは、単に「病気がよくなる」ということにとどまらず、人間的成長であり、生き方の変化でもあります。

病気の治療に関わっていると、まさに、限界を受け入れることで可能性が広がる、ということを痛感します。

しかし、自分の限界を受け入れて可能性を広げることとは、何も病気の力を借りなくてもできるはずのこと。

本書では、それを目指していきたいと思います。

何が限界の受け入れを妨げているのかを知り、限界を受け入れないことでどれほどのマイナスがあるのかがわかれば、前進できるはずです。

心の症状は自分ではなかなかわかりにくい

集中力の低下や不眠、食欲低下など、身体に現れる症状はまだわかりやすいものの、心の症状についてはわかりにくいところがあります。

「心がボロボロになっていてもなお、「もう少し頑張れるのではないか」「もう無理だと思うのは自分の怠け心なのではないか」と思っている人も少なくないはずです（それが「頑張りすぎ」というものだからです）。

ここで頑張りをやめてしまうと「負け犬」になるのではないか、と不安になってしまうこともあるでしょう。

それまで「頑張りすぎ」の人生を生きてきた人は、それをやめることを、まるで「人生の軌道《きどう》から脱落《だつらく》する」ように感じるからです。

ボロボロになった心が悲鳴を上げているかどうかを知るために、自分自身の心の中を振り返っていきましょう。

ポイント
自分の限界を受け入れると、自然と前に進むことができる

5 心をボロボロにする典型的な感じ方

一人で抱え込んでいませんか？

「一人で対処しなければならない」と感じがちではありませんか？

もちろん物理的に人がいなければ、そう感じやすくなるでしょう。

しかし、周りに人はいるけれども、弱音を吐くのが苦手で何でも自分できちんとすべきだと思っている、というケースも少なくありません。

また、人を信用できないため、自分が困っていることを明かせない人もいます。

逆境の中を生きてきたため、「人間は所詮利己的なもの」と思っていて、人が自分を助けてくれることすら知らない人もいるでしょう。

完璧主義のため、人が関わることで仕事の質が落ちることを懸念する「任せられない人」もいます。

すでに人を頼ってみたけれども裏切られた、力になってもらえなかった、「人に頼るなんて弱い証拠」と批判された、ということもあったかもしれません。

理由は人それぞれですが、「一人で対処しなければならない」という孤立感があると、どんどん一人で抱え込んでいくことになります。

「やらされている感」が強くありませんか？

同じ忙しさでも、自分のペースでできる場合と、他人のペースで「やらされている」場合とでは感じ方が違います。

また、必要性を納得してやる場合と、納得できないまま、ただ言われたからやる場合でも、感じ方が違います。

「やらされている感」が強いときは、自分なりに見通しを立てても周囲の条件に振り回されてボロボロになっていきますし、現実的なストレスに「どうしてこんな理不尽さを受け入れなければならないのだろう」という被害者意識が上乗せされますので、ますます心が消耗していきます。

「出口が見えない」と感じていませんか？

かなり大変な状況でも、出口が見えていれば希望も持てます。

しかし、どれほど努力しても出口が見えない、というとき、人は行き詰まって、心を病んですらいきます。

出口が見えないケースとは、例えば達成不可能な目標を掲げているときがあります。あるいは、対処不能な問題がある場合にも、出口が見えないでしょう。

環境が大きく変化して、状況を見失ってしまい、そもそも何をどうすればうまくいくのかわからないほど事態に圧倒されてしまっていることもあるでしょう。

そんなときには、あらゆることをしておかなければならないような気がして、「あれもできていない」「これもできていない」というような気持ちになってしまうのです。

出口が見えない、というよりも、出口を探すような精神状態にすらなっていない、という場合もあるでしょう。

以上の感じ方のどれかを自分の中に認めるようなら、そしてそれが一定期間続いているようなら、これ以上心をボロボロにしないように、癒《いや》しに入る必要があると思います。

このような状態は、それ自体が悪循環に陥《おちい》りやすい特徴を持っているので、放置すると一般に心がどんどんボロボロになっていくからです。

ポイント

自分がこれらの感じ方に陥っていないかチェックしよう

6 心と体の「取扱説明書」をよく読もう

「ほどほどに」とは「怠ける」ことではありません

頑張りすぎの人に対してよく言われることが、「ほどほどに」「手を抜きなさい」などということです。

しかし、これらの助言はあまり役に立っていないようです。

それは当然のことで、まじめに生きようと思っている人にとって、「怠けなさい」と言われてもその気になれないのは仕方がないからです。

発想を転じてみましょう。

一流の職人は、大切な道具を、愛をこめて丁寧に扱い、よい仕事をしていきます。

私たちの心身も同じように、よい人生を送っていくための大切な道具と考えることができます。

実際に、私たちはこの人生を始めるときに、遺伝情報を持った（つまり一定の限界を持った）一つの身体を与えられます。

それは取り替えのきかない、ただ一つの身体であり、幼少期を除けば、自分以外に責任を持ってくれる人がいないものです。

誰かが我がことのように心配してくれるということはあるかもしれませんが、それでも、実際に自分のコンディションがわかるのは自分だけです。

本当の意味で自分の心身に責任を持てるのは自分だけ、と言ってよいでしょう。

自分の心身を大切に扱うということ

この身体をうまく使って質の高い人生を送っていこう、というふうに考えてみると、その「取扱説明書」はかなり重要なものです。

まずは「取扱説明書」をよく読み、どういうときにどういう現象が起こるのか、気をつけなければならないのはどういうときなのか、などを知ることが必要でしょう。

そこに書かれていることを無視して、「まだまだ使える」と酷使《こくし》したり、間違った使い方のまま負担をかけたりしていくと、思うように動かなくなってきますし、いつかは壊れてしまって当たり前です。

幸い、心身は本格的に壊れるよりも前に、いろいろな形で悲鳴を上げてくれます。集中力の低下もその一つ。

先ほど述べたような、「一人で対処しなければならない」と感じる、「やらされている感」が強い、「出口が見えない」といった典型的な感じ方も心の悲鳴です。「さらに気を引き締めなければ」と思うのではなく、今のままの心身の扱い方ではいけないのだ、と理解するところから、新しい生き方が始まります。

ポイント

自分の心身のことを理解してあげられるのは自分だけ

7 ボロボロは自分を守るためのサイン

ネガティブな反応が教えてくれること

人間には「当たり前の反応」があります。生き物である人間には、自分を守るための防御システムがいろいろと備わっていて、状況に応じてそれらが作動します。

身体の感覚も、自分を守るための仕組みです。熱いものを触ったときに「熱い！」と感じるから、手を引っ込めて身体を守ることができるのです。「その状況は自分の身体にとってどういうものか」を教えてくれるのが、身体感覚です。

感情も同様です。感情の場合は、「その状況は自分という存在にとってどういうものか」を教えてくれます。

例えば、**不安を感じるとき、それは「安全が確保されていない」という意味**です。

不安を感じるから、慎重に行動したり、未知の要素について調べてみたりするのです。安全が確保されていないのに不安も感じなかったら、危険に巻き込まれてしまうでしょう。

また、**怒りを感じるときは、「自分が困った状況に置かれている」という意味**です。予定が狂った、人から傷つけられたなど、何らかの形で困っているのです。

もちろん、「思い込み」「勘違い」による怒りもあります。

そんなときでも、怒りを感じることをきっかけに事態をよく吟味《ぎんみ》し、勘違いに気づいて気持ちが楽になれば、怒りは機能したと言えるでしょう。

何かを失ったときには悲しみを感じます。この悲しみの時期に、人は内向きになり、自分の心を立て直すのです。

失ったものについていろいろなことを思い出し、それについての自分のさまざまな感情を味わうことで、「心の再編成」が進みます。これは、怪我をしたとき、その部分を保護している間に組織の再生が進むのと同じことです。

悲しみの期間を持たないと、また元気に生きていくための「心の再編成」ができず、いつまでも過去の喪失《そうしつ》を引きずることになってしまいます。

弱いからボロボロになるのではない

このようにいろいろな局面でネガティブな感情が出てくるのも、人間としては当たり前の反応で、それぞれに「自分を守るため」という意味があるものです。

そのことを単に「今は仕方がないな」と認められればよいのですが、「人間として未熟」「人間として弱い証拠」などと意味づけしてしまうと、心をボロボロにするエネルギーが生み出されていきます。

心身の限界を認めないということは、生き物としての自分を否定すること。生き物としての「取扱説明書」を「馬鹿馬鹿しい」と破って捨てて、無知な自分こそがすべてを知っているかのようなつもりになって心身を酷使《こくし》している、という状況なのです。そう考えると、ちょっと怖くなりますね。

ポイント

不安や怒り、悲しみは、自分の心を守るための感情

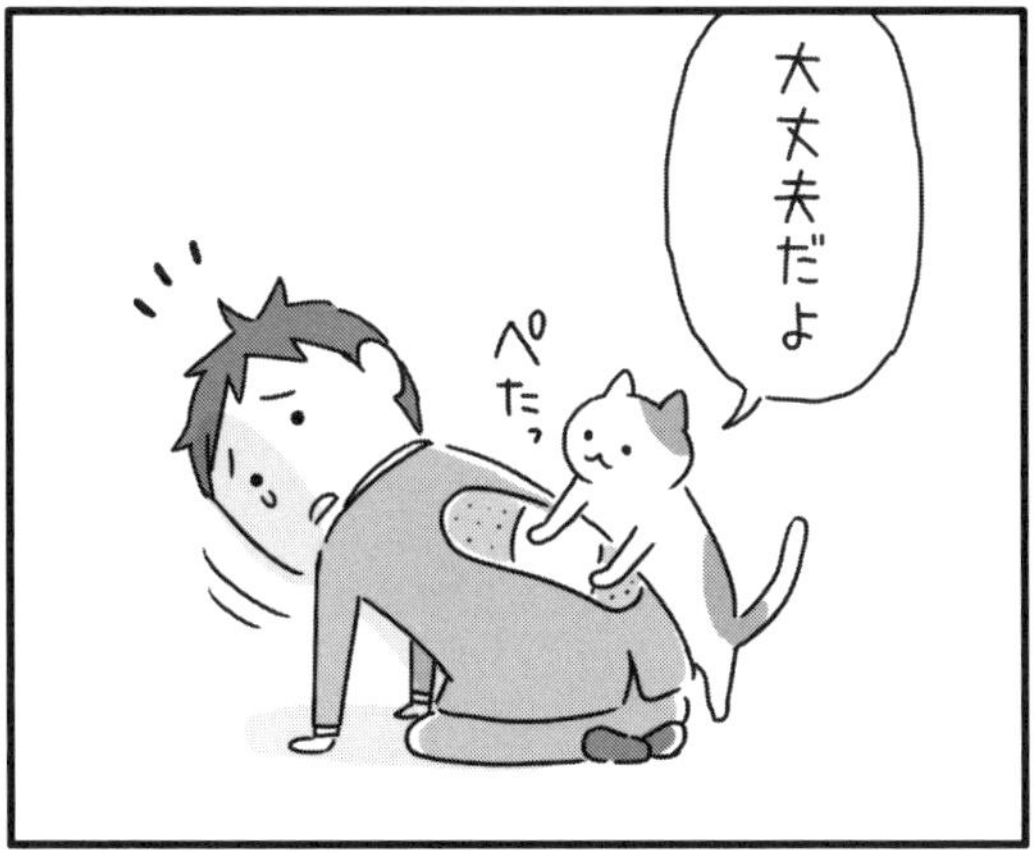
大丈夫だよ
ぺたっ

8

「ポジティブ思考」はやめる

ボロボロのエネルギーは、自分の頭の中から生まれる

もちろん、心がボロボロになったのにはそれなりの事情があるはずです。忙しすぎる、環境が悪すぎる、周りの人からひどいストレスを受けている、など、自分ではどうしようもない条件が重なって、心はボロボロになっていくもの。

「別の生き方がある」と言われても、自分ではどうしようもない条件がある以上、今以外の生き方ができるわけがない、そんなことができるのならとっくにやっている、と思うかもしれません。

しかし、心はこれらの外的条件だけによってボロボロになるわけではありません。**最終的に心をボロボロにするエネルギーを作り出すのは、実は自分の頭の中。**

難しい外的条件に拍車《はくしゃ》をかけるのが、**「その状況をどう見るか」という自分**なの

です。ですから、**心をボロボロにするかどうかは自分次第**、とも言えるでしょう。

自分の頭の中を癒していくことによって、「心がボロボロ」という状態から脱することができます。

「自分次第＝ポジティブ思考」ではない

心をボロボロにするかどうかは自分次第、と言われるとまず思いつくのがいわゆる「ポジティブ思考」でしょう。

大丈夫、自分ならできる、この逆境も自分の成長のための糧《かて》、グチをこぼすのではなく物事のよい側面を見よう、人から何か言われたくらいで傷つかない強い自分でいよう、など、「ポジティブ」な考え方はいくらでもあります。

本書は、そういう考え方をお勧めするものではありませんし、この本を手に取られているような方には、そもそも「ポジティブ思考」を敢《あ》えて避けていただきたいと思います。

一つの理由は、おそらく皆さんはすでにそういう考え方を試みてこられたと思うからです。それでもうまくいかなくて現状があるのですから、そもそもお勧めする意味がありません。

ポジティブ思考は自己否定につながる

もう一つの、より本質的な理由は、**そのような「ポジティブ思考」には、心をボロボロにするエネルギーが内包されている、**ということです。

ポジティブ思考とは、言い換えれば、「どうしてポジティブに考えられないの?」という自分に対する問いかけです。

これは問いかけのように見えて実は「ポジティブに考えられない自分はダメ」という自己否定なのです。

そうやって自分を否定した上に何かを乗せると、その場ではうまくいくように見えても無理が積み重ねられて、どこかで破綻《はたん》を迎えます。

あるいは、その無理が「他人にもポジティブを求める」など、対人関係の歪《ゆが》みとして周囲に悪影響を与えることもあるでしょう。

自分の心をボロボロにするかどうかは自分次第、というのは、「ポジティブに考えよう!」という話ではありません。

むしろ、**そうやって自己否定したがる自分を手放すことは自分次第**、という話なのです。

自己否定を繰り返すということは、心をボロボロにしていくということです。

また、すでにお話ししたように、人間はそのときにできることはやっているのですし、心身には限界があるのですから、それを否定することにはマイナスの作用しかありません。

必要なのは「ネガティブな自分」の否定ではなく、癒しなのです。

ポイント

心をボロボロにするエネルギーから自分を解放しよう

9 もう、自分をいじめない

「足りないところ」探し＝「自分への虐待」でもある

自分の「足りないところ」を探して生きていく姿勢は、それ自体が常に自分にダメ出しをするような厳しいストレスで、自分に対する虐待と言ってもよいものです。「虐待」と言われてピンとこない方は、他人に対して同じことをする、とイメージしてみてください。

他人がどれほど頑張っても「まだ足りない。ここができていないではないか」と突き返し、他人が傷つけられたときにも「それは自分が悪いからだ」「そんなことで傷つくなんて弱い証拠だ」などと批判する、といったことをするのは、とてもひどいことですね。

一般に精神的虐待やモラル・ハラスメントと呼ばれるようなものです。

心がボロボロになっているということは、実は自分自身に対してそのようなことをやってきた、ということなのです。心身はちゃんと悲鳴を上げてくれているのに、まだ「足りない」と思ってしまうのです。

自分をいじめるのではなく癒す

典型的な例が、仕事と育児の両立でボロボロになってしまうというケースでしょう。ただでさえ、この両立は大変なことです。

しかし、とどめを刺すのは、物理的なやりくりそのものではなく、自分自身の感じ方です。

職場にも迷惑をかけているような気がして頑張りすぎてしまい、子どもにも迷惑をかけているような気がして頑張りすぎてしまい、と、どちらにおいても自分の努力が「足りない」ような気がして限界を超えてしまうのです。

本来は、両立が困難なことだからこそ、自分の限界をよく意識して常に「いざというときのための余力」を残すくらいにしておかなければならないのですが、それを不可能にしてしまうのが自分の「足りないところ」探しなのです。

心がボロボロの現状から抜け出すためには、自分の「足りないところ」探しをやめる、つまり、自分をいじめるのをやめる、という意識が必要です。

自分をいじめるのをやめようと決意できなければ、心がボロボロの地獄から逃れ出ることはできません。いじめ続けながら癒しを願っても実現するわけがないのです。

ですから、本書は自分に対するいじめをやめるための本、として位置づけていただきたいと思います。

ポイント

自分をいじめるのをやめれば、癒しが始まる

2章

「自信が持てない」ことには理由がある

―「衝撃」からうまく立ち直る方法

1

自信を失ってしまったとき、どうすればいい？

本章は必ず読んでください

本章サブタイトルの「衝撃」という文字を見て、「自分は別に衝撃とは関係がない」と読み飛ばしたくなる方もおられるでしょう。

自分は単に疲れ果てているだけで何かの衝撃を受けたわけではない、と感じるかもしれません。

でも、心がボロボロになっている人で、本章と無縁の方はほとんどいらっしゃらないと思います。

その理由は、本章をお読みになることで、ご理解いただけるでしょう。

また、この後の章でも、本章の内容は繰り返し引き合いに出されてきます。

衝撃とご自分との関係がピンとこないという方でも、基本の章という位置づけでお読みいただければ幸いです。

失敗して、自信を失ってしまうとき

何かをきっかけに自信がなくなってしまう、心が折れてしまう、というようなことは少なくありません。

例2

仕事で大きな失敗をして、自分に自信が持てなくなってしまった。「また失敗をして、周りに負担をかけ、落ち込むのではないか」という悪循環の状態から抜け出せないでいる……。

一つの出来事で自信を失ってしまうこともあれば、ある出来事から立ち直ろうとしてやったことがまた失敗し……という悪循環の中、「自分は何をやってもダメだ」と本格的に自信を失っていくこともあります。

そんな目で自分を見ながら暮らしていたら、もちろん心はボロボロになっていきますね。

仕事で大きな失敗をし、周りに負担をかけた……これはとても衝撃的な出来事です。間違いなく、心は衝撃を受け、大きな傷ができたことでしょう。

そして「二度と立ち直れない」「自分が今後うまくやっていけるわけなどない」という感覚になってもおかしくありません。

衝撃からの回復には時間が必要

実は、人の心はどんな衝撃からも立ち直る力を持っています。

もちろん衝撃ですから、しばらくの間、回復のための時間が必要です。

これは身体をどこかにぶつけたときに、痛みが去るのをしばらく待たなければならないのと同じこと。

衝撃が和《やわ》らいでくると、また前に進む力が出てくるものです。

しかし、いつまで経っても衝撃から立ち直れない、というときには、衝撃からの回復が何らかの形で妨げられてしまっている可能性が高いのです。

このケースも、衝撃から回復できない悪循環に入っていると言えます。

失敗が怖くて一歩を踏《ふ》み出すことができず、その結果としていつまでも自信を取り戻す機会を得られない、という構造です。

そう言うと、本人は「そんなことはわかっている。一歩を踏み出せない弱い自分が悪いのだ」と思うでしょう。

でも違うのです。

そういう感じ方そのものが、衝撃からの回復を妨げるのです。

まずは、衝撃を受けたという事実を認め、回復には少し時間がかかる、と自分に優しく言い聞かせましょう。

ポイント
衝撃を受けたとき、回復には時間がかかることを認めよう

2

「衝撃」を受けたとき、心に何が起こるか

「もう二度と傷つきたくない」モードに入る

人はネガティブな衝撃を受けると傷つきます。

すると心身は「もう二度と傷つきたくない」というモードに入ります。警戒心が高まり、傷つきそうな状況を避けるようになります。

これは人間が生き物である以上、当然の反応です。

また、警戒心は自分にも向かいます。自分側を完璧に整えておかなければ、また衝撃を受ける、と思うからです。

例2のケースで言えば、その衝撃は仕事の失態によってもたらされたものですから、「二度と失敗しないようにしなければ」と自分をチェックしていくことになります。このチェックの仕方は、まさに1章で述べた「頑張りすぎ」と同じような精

神構造を持っています。

つまり、**「どれほどチェックしても足りないと思う心」**なのです。

人間に「完璧」はありませんから、必ず「まだ失敗しそうな点」は見つかってくるものです。特に、仕事のように複数の人が関わることについてはなおさら不規則な要因が増えますので、「まだ失敗しそうな点」はなくなることがありません。

ですから、当然、「もっとチェックしておくべきポイントがあるのではないか」「もしも○○と言われたらどうしよう」などと次々と不安が量産されていきます。

衝撃を受けた証《あかし》だと認識するようにしよう

このチェックは、単に「仕事において失敗しないこと」にとどまらず、「失敗をしてしまった自分」そのものにも厳しく向けられ、最終的には「自分は人間としてダメなのではないか」というレベルにまで達することが多いものです。

自分の人生のすべてが間違っていた、自分はダメ人間だ、という絶望的な感覚は、ネガティブな衝撃を受けた後に典型的なものです。

また、自分の判断力も信用できなくなるため、何かを決めようとしても「この選択は間違っていて、ひどい失敗をするのではないか」などとグラグラしてしまい、何も決められない、という現象も起こってきます。

これが「自分に自信が持てなくなってしまった」という感じ方です。

つまり、前の失敗によってそれほど強い衝撃を受けた、ということなのです。

ここから前進していくためには、まずは今の自分の感じ方が、**「衝撃への反応にすぎない」**ということを理解する必要があります。

真実を反映したものでも客観的なものでもなく、衝撃を受けると単に誰でもそんな感じ方になるのだ、ということです。

今起こっていることは、自分という人間そのものが損なわれた結果ではなく、「自分が衝撃を受けたという証にすぎない」という理解が、悪循環から抜け出す第一歩となります。

ポイント

絶望的な感覚は、衝撃を受けた後に典型的なものと知ろう

3 目標は、「まあ、何とかなるだろう」

明日のことは誰もわからない

自分の感じ方が「衝撃への反応にすぎない」と理解することが、なぜそんなに重要なのでしょうか。

それは、衝撃からの回復の目標が、「まあ、何とかなるだろう」という感覚を取り戻すことだからです。

私たちは通常、意識していなくても「まあ、何とかなるだろう」という感覚を持って暮らしています。

自分の人生、次の瞬間にはどうなるかわからない、という恐怖感（震災が起こるのではないか、頭の上から突然何かが落ちてくるのではないか、思わぬところで犯罪の被害に遭うのではないか、相手が手のひらを返したようにひどい形で自分を裏切るのではないか、など）を持ち続けて日常生活を健康に生きていくことはできません。

そんなことばかり四六時中考えていたら、心身へのストレスは命に関わるほどのレベルになるでしょうし、日常生活の中で「今やらなければならないこと」に集中できなくなるからです。

次の瞬間に何が起こるかは誰にもわからないのですが、それでも私たちが何となく暮らしていられるのは、「まあ、何とかなるだろう」という感覚があるからです。

今までも何とかなったのだから、まあ何とかなるだろう。

他の人とだいたい同じようにやっていれば、まあ何とかなるだろう。

仮に何かがあったとしても、まあ誰かが助けてくれるだろう。

そんな「まあ、何とかなるだろう」という感覚が、無意識のうちに私たちの日常生活を支えているのです。

衝撃はやがて必ず乗り越えられるもの

ところが、衝撃を受けると、実際に「何とかならなかった」わけですから、この感覚が損なわれてしまいます。

「まあ、何とかなるだろう」という暗黙の了解の上を無意識に歩んできたところ、突然の衝撃に、その「暗黙の了解」が吹き飛んでしまうのです。

その結果として、「また○○になるのではないか」「もしかしたら××なのではないか」と、警戒したり、自分を強く疑ったりするようになります。

この感覚が、衝撃後の生活をとても困難なものにします。

例2で言えば、「自分はまたひどい失敗をするのではないか」「そして仕事を外されるのではないか」「そしてまた周りに負担をかけるのではないか」という不安が、仕事への適応を妨げ、生活の質を下げている、ということになります。

衝撃から回復するためには、一度吹き飛んでしまった「まあ、何とかなるだろう」という感覚を取り戻すことがポイントとなります。

そしてそのためには、自分の状態が「衝撃への反応にすぎない」と知っておくことはとても役立ちます。

衝撃を受けたということは、ただでさえ大変な思いをしているということ。

さらに自分で自分をいじめる必要はありません。「今は大変なときなんだな」と自分をねぎらいましょう。

なお、衝撃を受けているのに、そのことに気づいていないという人も実はたくさんいるものです。そういう人にとっては、「これは単なる衝撃への反応なのだ」という気づきが、世界を変えることになります。

衝撃への反応は、回復を妨げさえしなければ、やがて乗り越えられるものだからです。

そのことさえ知っておけば、まさに、「まあ、何とかなるだろう」という感覚を取り戻すことにつながります。

ポイント

「何とかなるだろう」が、私たちの日常を支えている

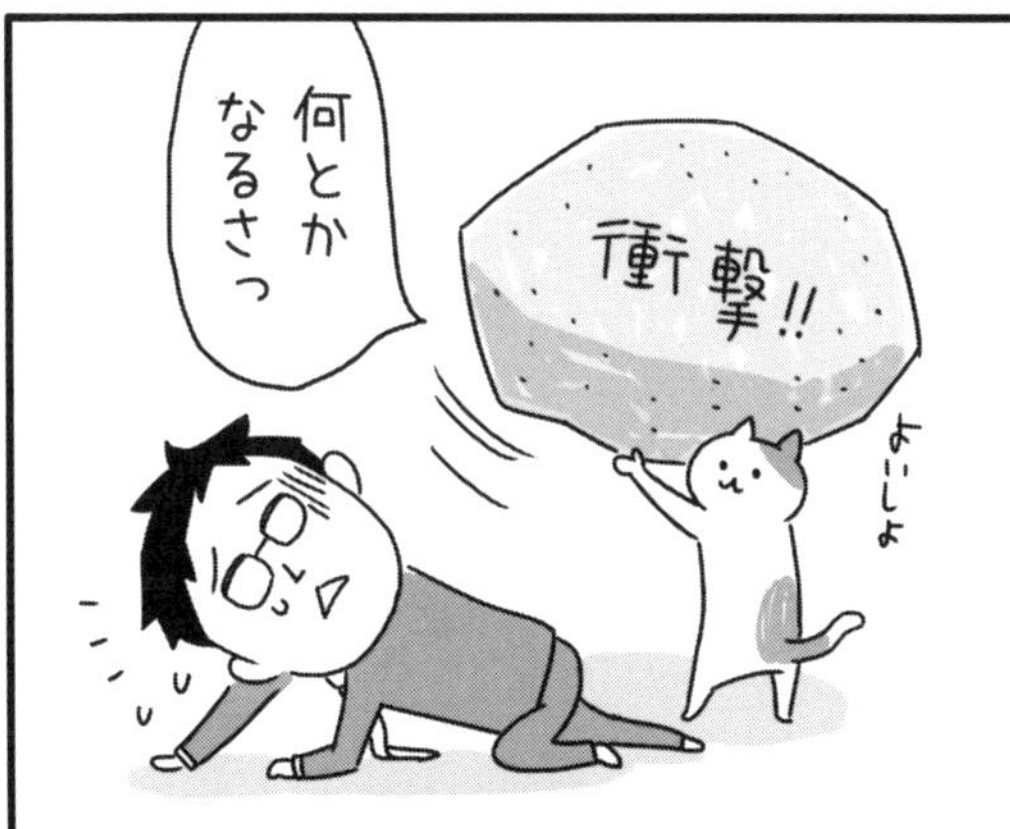
何とか
なるさっ
衝撃!!
よいしょ

4 自分を責め続けるのも「衝撃」への反応

自分を過剰《かじょう》に責めるのはやめよう

衝撃を受けたときには、いろいろな意味で自分を責めがちです。そもそもが、最初の失態を招いた自分。周囲に迷惑をかけた自分。そしてその後、ふんぎりをつけて新たな一歩を踏み出すことができない自分。

衝撃を受けたときには「どうして？」という思いで、頭の中の時計がそこで止まってしまったように感じられることが多いのですが、その中で反芻《はんすう》されるのが自分を責める思いです。

「自分があそこで○○しておけばよかった」「自分がもう少し××だったら」という具合に、「自分さえちゃんとしていれば、こんなことは起こらなかったのに」と自分を責めるのです。

こうやって自分を責める思いは、「加害者」と呼べる相手がいる場合にも起こってきます。

例3

プレゼン会議で、自分の出番の予定はなかったのに、いきなり指名されて商品の紹介や業界動向を話してくれとクライアントに頼まれ、結果はボロボロ……。大勢の前で恥をかいて、もう心が折れそうだ。

このケースでは、事前の打ち合わせもなく突然プレゼンを振ってきたクライアントが「加害者」と言えば「加害者」です。クライアントがそんなことさえしなければ、こんなダメージを負わずにすんだからです。

もちろん、「なぜ突然?」と、クライアントに憤《いきどお》る気持ちもあるでしょう。

しかしおそらく、より強い気持ちは、「急に聞かれても答えられるだけの準備をしていなかったダメな自分」「とっさの事態をうまくかわせなかったダメな自分」を責めるものだと思います。

それが、「大勢の前で恥をかき」という感じ方に表れているのです。

さらには、「恥をかいたくらいで心が折れてしまって、前向きに挽回《ばんかい》しようと思えない弱い自分」を責めることにもなるでしょう。

自分は悪くないのに、自分を責めてしまう心理

「加害者」がいるときにも自分を責めるという傾向は、たとえそれが「犯罪」と呼べるレベルのことであってさえも生じます。もちろん加害者に対しても「ゆるせない」と感じるのですが、同時に、「被害を防げなかった」自分自身のことも責めてしまうのです。

「自分に隙《すき》があったからではないか」「騙《だま》された自分が馬鹿だったのではないか」「どうしてもっと早く見破れなかったのだろうか」という具合に、です。

客観的に見れば防ぎようがなかったようなことでも自分を責めるというのはおかしなことだと思われるかもしれません。

これは衝撃を受けたときの「症状」の一つとも言えるのですが、衝撃をこれ以上受けないようにしようとする警戒心が過剰に働いた結果の感じ方なのです。

もっとひどくなると、「どうしてあのときにあの場を歩いていたのだろうか」と

いう責め方すらするようになります。

こうやって「ダメな自分」を責め続けていくと、心はボロボロになっていきます。

そして、「また自分は失敗するのではないか」「(失敗しないために)常に完璧に準備しておかなければならない」という思いを持ち続けると、いつまで経っても「まあ、何とかなるだろう」という感覚を取り戻せないのです。

つまり、いつまで経っても衝撃から立ち直れない、ということになってしまいます。

ポイント

自分を責める思いは、回復の足を引っ張る

5 「ダメな自分」が、事実を歪《ゆが》めてしまう

「悲しみのプロセス」をみな乗り越えていく

もう一つ問題となるのは、**「ダメな自分」という感覚は、事実を見る目を歪めてしまう**ということです。

仕事上の失態という場合、確かに「何かを失った」という体験です。メンツであれ、信用であれ、「失敗しない自分」であれ、それがどれほど重要なものであるかは別として、何かを失ったことは事実です。

何かを失った場合、人の心はそれなりのプロセスを踏む必要があります。

ここでは簡単に「悲しみのプロセス」と呼んでおきますが、大きく言えば、「信じられない！」「これが現実でなければよかったのに！」と現実を認めたくない思いから、「もうおしまいだ」「自分は二度と立ち直れない」という絶望の気持ちへ、

そしてやがて「まあ現実として受け入れざるを得ない」という思いへ、と、その「喪失《そうしつ》」を受け入れるプロセスは進んでいきます。

この最後の「まあ現実として受け入れざるを得ない」という気持ちこそ、「まあ、何とかなるだろう」に通じるものです。

喪失を認めた上で生きることを受け入れる、ということだからです。

この「悲しみのプロセス」は、大切な人を失ったような場合にはより複雑な形で顕著《けんちょ》に現れますし、何であれ本人にとって意味があったものを失ったときには起こることで、心の態勢を立て直すために必要なものです。

このプロセスを経ないと、いつまで経っても失ったものを中心として生きていくことになり、現在の生活に適した心の状態になりません。つまり、現実を踏まえて前向きに進んでいくことに着手することすらできないのです。

客観的に見てみることも大切

「悲しみのプロセス」を進んでいく際には、できれば人に支えてもらうことが望ましいものです。なぜかと言うと、自分の頭の中だけで考えていると、どうしても

「ダメな自分」という色メガネによって現実が歪んで感じられてしまうからです。

本当は「仕方のなかったこと」なのに、「自分がもう少し努力していれば」などと非現実的なことを考えてしまうのです。

人が寄り添ってくれていれば、「誰がやったって防ぎようがなかったよ。単に運が悪かっただけ」などと言ってくれるでしょうが、自分一人だとどうしても自虐《じぎゃく》的な方向にずれてしまいます。

これは仕方のないことで、衝撃を受けているときには自分の「足りないところ」探しの状態になっているわけですから、むしろ当然のこととも言えます。

しかし、「自分がもう少し努力していれば」というところに立ち止まってしまうと、いつまでも「悲しみのプロセス」を前に進めません。

ですから、できるだけ客観的に見てもらったほうがよいのです。

ポイント

「仕方のなかったこと」なのだと考えてみよう

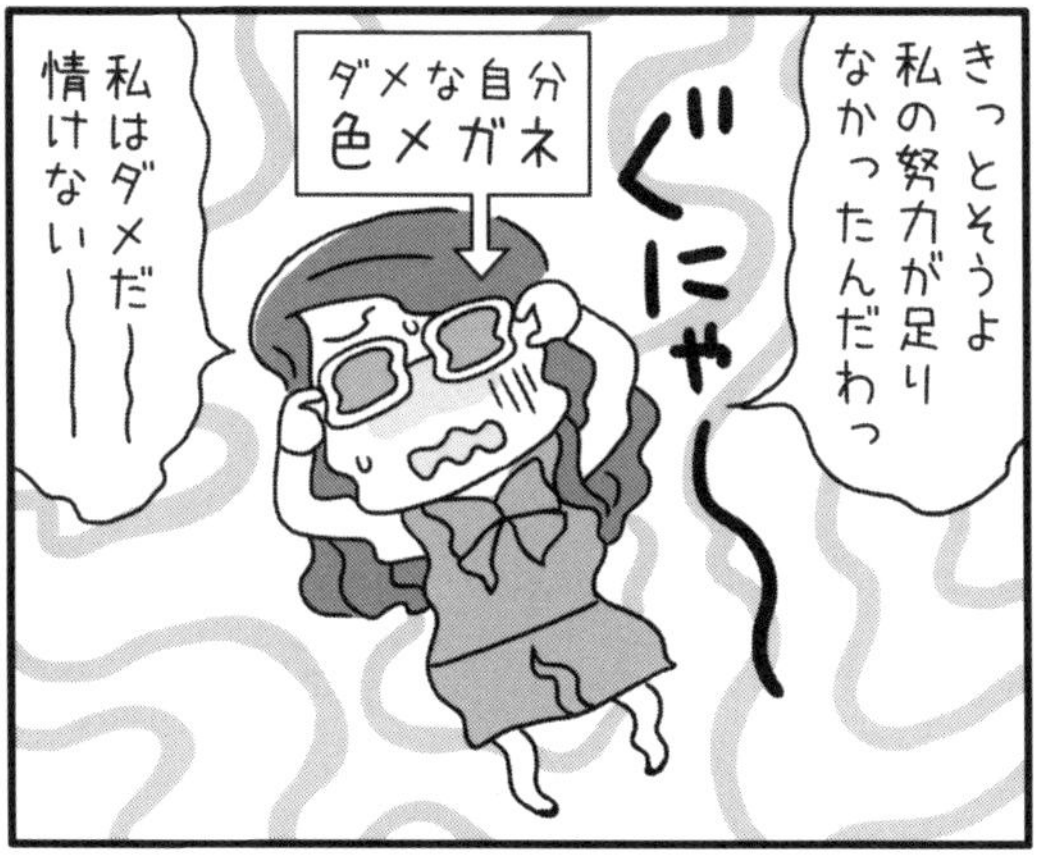
きっとそうよ
私の努力が足り
なかったんだわっ
ぐにゃ〜
ダメな自分
色メガネ
私はダメだ〜
情けない〜〜

6 かたくなになった心を和らげる方法

自分に何が起こったのかをきちんと知る

安心して話せる相手が見つかれば何よりですが、それができない環境であれば、「もしも同じことが他人に起こったとしたら、自分は何と言ってあげるだろうか」と考えてみてください。

「あなたがもう少し努力していれば」などとひどい言葉をかけるのではなく、「誰がやったって防ぎようがなかったよ。単に運が悪かっただけ」と言ってあげるのではないでしょうか。

そう思えたら、その言葉を自分自身にかけてあげてください。

実際に改善すべきポイントがある場合も同じです。

「次はこういうふうにすればもっとうまくできる」という点に気づくことは、衝撃

からの立ち直りに明らかにプラスです。

これは「足りないところ」探しとは全く性質の違うもので、「今回自分に何が起こったのか」をきちんと知る、ということだからです。

自分に優しい言葉をかけられないのも衝撃への反応

道を歩いていて、突如として落とし穴に落ちてしまった、という場合には、次にどこに落とし穴があるのかがわからない限り、歩くことそのものが怖くなってしまいます。

しかし、落とし穴の見つけ方を知れば、歩くのが怖くなくなるでしょう。「次はこういうふうにすればもっとうまくできる」という点は、「落とし穴の見つけ方」と同じなのです。

しかし、自分の頭の中だけで考えていると、「そもそも自分は社会でやっていくことなどできない欠陥人間なのだ」というくらいに極端な自虐的思考が出てきてしまうこともあり、とても「次はこういうふうにすればもっとうまくできる」といった、現実的で前向きな改善策を思いつかないこともあります。

そんなときも、他人に対してだったらどう言うかを考えてみるとよいでしょう。「全体にはよく頑張っているけれども、会議の準備だけはもう少し早く始めたほうがいいと思うよ」という程度の言い方になるのではないでしょうか。

では、自分に対しても、そういう言い方をしてあげましょう。

他の人にはそう言ってあげることができても、自分の場合だけはダメなのだ、自分はそういう優しい言い方に値しない人間なのだ、と思うでしょうか。

そうであれば、その感じ方こそが衝撃への反応である「自分はダメ人間」という感じ方なのだ、と認識してみてください。

単なる感情的な反応に基づいて今後の方針を決めるのは、とても不適切ですね。

その「感情的な反応」の影響を極力減らす考え方が「もしも他人に同じことが起こったら、自分は何と言ってあげるだろうか」ということなのです。

ポイント

人にかけてあげる言葉を、自分にもかけてあげよう

7 自信とは「自分についてのよい感じ方」のこと

「自信」に必要なのは、発想の逆転

衝撃を受けると、「自信がないから仕事ができない」という感じ方になりがちですし、先ほど挙げたケースの方たちも、そのように感じています。

これは衝撃への反応としては十分理解可能なのですが、「自信がつかない限り仕事ができない」という思考が定着してしまうと、その後の生活の質を大きく損ねてしまいます。

実は必要なのは、発想の逆転なのです。

なぜかと言うと、自信というのは、「まずつけてから、何かに臨《のぞ》む」というような性質のものではないからです。

よく「自信をつけよう」などと言われるように、自信とは何か筋力のようなものと勘違いされているようです。

筋力であれば、せっせとトレーニングをしてから何かに臨めば、確かにその力を発揮することができるでしょう。

しかし、自信とは、そのような「力」のことを言うのではなく、**「自分についてのよい感じ方」**のことを言うのです。

「自信がない」のは原因ではなく結果

衝撃下ではその一つの特徴として自信がなくなりますが、これは、「まあ、何とかなるだろう」という感覚が自分に対しても失われてしまうのですから、自分についてよい感じ方などできなくなる、と考えてみれば当然のことです。

そして、衝撃の影響から抜け出し、「まあ、何とかなるだろう」という感覚が取り戻されていく中で、自信は回復してくるものです。

ですから、**「自信がない」ということは結果であって、原因ではないということを明確に認識しておく必要があります。**

自信がないからできないのではなく、衝撃を受けたから自信がなくなっただけなのです。

「自信が持てない自分」に注目してしまうと、「足りないところ」探しが活性化してしまいます。「そもそも自分には十分な自信がなかった。社会人としてやっていくのは無理だ」などと思うようになってしまうのです。

すると、自分についての感じ方は悪化しますから、ますます自信がなくなっていきます。

それよりも、「今は衝撃への反応として、自分を信用できなくなっている、つまり自信がなくなる、という当たり前のことが起こっているだけだ」と割り切ることが大切です。

そして、「まあ、何とかなるだろう」という感覚を取り戻すために役立つことをしていけばよいのです。

ポイント
自分へのよい感じ方を取り戻すことが、自信につながる

8 いつもの毎日をいつも通りに生きる

失敗前の自分を思い出してみる

衝撃からの回復の第一は、とにかく日常生活を送ることです。

「仕事上の失態」という衝撃を受けたままの状態でいると、「また仕事で失敗するのではないか」というテーマを中心に生活が回ってしまいます。

何をするにも、まるでその心配によって生活がハイジャックされたような状態になってしまうのです。

しかし考えてみれば、失態前の自分の生活は、もっと何気ないものだったはず。

朝起きて、食事をして、出勤して、その日の仕事をこなして、必要があればグチを言い、息抜きがあればして、家庭的な責任を果たし、「ああ今日もあれができなかったな。まあそのうちやろう」などと思いながら眠りにつくのです。そんなことが、人間の当たり前の一日です。

心から笑い、リラックスできる時間を取り戻そう

人生のテーマは決して「仕事で失敗しないこと」に限局されていたわけではないはず。

まずは日常生活の枠組みから取り戻してみましょう。食事や睡眠など、基本的な生活を大切にします。

「よく眠ったほうが仕事にもプラス」と考えるのではなく、単に眠いから、あるいは人間は眠るものだから、眠るのです。

また、「仕事のためにスタミナをつけよう」と思うのではなく、単においしいから食べるのです。

そうやって、「また仕事で失敗するのではないか」というテーマと関係のない、何気ない時間を意識して増やしてみます。

仕事で失態をおかす前の自分の生活を、できるだけ思い出してみましょう。ああ、こんなことで笑っていたな、こんなことでリラックスしていたな、などと思い出せ

れば大きな力となります。

そんなことくらいすでにしている、という方もおられるでしょう。

しかし、それを「逃げ」と感じていませんか？

当たり前の日常を送ることを、「仕事への不安から逃げている」と感じているとしたら、それはまだまだ自分を「足りない」と思っている証拠。

地に足の着いた日常生活を送れば送るほど、衝撃から立ち直る力がつく、ということを頭に置いておいてください。

心から笑う時間が持てるほど、また、心からリラックスできる時間が持てるほど、自分の本来の力が出てきますし、失態そのものを現実大のサイズで見るだけの余裕が取り戻されてくるはずです。

これは「逃げ」などではなく、むしろ前向きな対処です。

ポイント
当たり前の日常生活を送ることで、心は自然と回復する

9 人の支えも心を楽にしてくれる

一人で抱え込まずに、誰かに話してみる

衝撃から立ち直り「まあ、何とかなるだろう」という感覚を取り戻すために最強の力をもたらしてくれるのは、人とのつながりです。

これは例えば、衝撃の後遺症としての最たる例であるＰＴＳＤ（心的外傷後ストレス障害）を発症させるかどうかの分かれ目となるほど、重要なポイントなのです。「人から支えられている」という感覚を持てると、「まあ、何とかなるだろう」という感覚が劇的に取り戻されていきます。

人間はやはり人によって生かされているからです。

人からの支えと言っても、大げさなものは必要ありません。衝撃から立ち直る力を与えてくれる人には、二通りのタイプがあります。

あなたにとって「変わらずにいてくれる人」は誰ですか？

一つは、「変わらずにいてくれる人」です。

自分がどれほど仕事で大失敗しようと、今までと変わらずにいてくれる人は、日常を取り戻す大きな力となります。

そういう人は、失敗について知っていても知らなくてもかまいませんが、失敗をしたかどうかという小さいレベルではない、もっと自分の本質的な部分をわかってくれていることが支えになります。

例えば、どんなときにも味方でいてくれる家族や、小さい頃からの自分を知ってくれている人などは典型例ですね。

こういう人の存在は、自分の失敗を相対的に小さいものと感じさせてくれるからです。傷ついたときに故郷に帰ると充電されるなどというのはそういう現象だとも考えられます。

「変わらずにいてくれる」タイプの人たちと時間を過ごすようにすると、衝撃の影響を受けていない部分の自分を思い出すことができますので、日常生活を取り戻すことにもつながっていきます。

自分の話をちゃんと「聞いてくれる人」に話そう

もう一つのタイプは、失敗について「それは大変だったね」と共感的によく聞いてくれる人です。

過去の失態について、誰かとじっくり話したことがありますか。おそらくないと思います。失態というのは、恥ずかしいことなので、そもそもが話しにくいのです。

また、それで人に迷惑をかけたということは、ますます自分を萎縮《いしゅく》させてしまい、人に話そうという気持ちを失わせるでしょう。

しかし、少し考えてみてください。自分でない誰かが、仕事上の失態で大変なことになった、というとき。

すっかり自信を失ってしまったその人の話を聞いてあげて、少しでも楽になってほしいと思うものではないでしょうか。「失敗して人に迷惑をかけたくせに、さらに人に話そうとするなんて、なんて図々《ずうずう》しい」などとは思わないはずです。

人間は誰でも失敗するもの。

そして、失敗したときには弱気になってしまうものです。

そんなときにお互いに支え合えるのが、人間のよいところです。今回、人に話を聞いてもらって支えられて元気になったら、いずれ人に対して同じことをやってあげられるようになるでしょう。

周囲を見回せば、話を聞いてくれる人は見つかるはずです。少し勇気を出して、心を開いてみませんか。

その際のポイントは、自分の「足りないところ」を指摘しない人を探すこと。アドバイス癖《ぐせ》があるような人は避けたほうが無難です。アドバイス癖がある人は、「足りないところ」探しの名人だからです。

話をよく聞き不安を受け止めてもらったり、客観的な状況把握《はあく》をしてもらったり、「最初の一歩」を踏み出す上で支えてくれる人がいれば、大きな力となるでしょう。

ポイント

「人から支えられている」という感覚を持てると楽になる

10 高すぎる目標は立てない

ものごとのハードルを下げることが大事

衝撃を受けた後に「まあ、何とかなるだろう」という感覚を取り戻すためには、小さな達成を積み重ねることも重要です。

衝撃を受けたときには、無力感や絶望感が高まっていますので、普段よりもさまざまなハードルを高く感じてしまいがちです。

そんなときほど、ものごとのハードルを下げたほうがよいのです。

ところが、衝撃を受けると、人間の心は不安でいっぱいになってしまいますので、「すぐに、完璧な」結果を求めたくなります。一刻も早く安心したいがために、逆に非現実的に高い目標を目指してしまったりするのです。

例えば、仕事の失態によって衝撃を受けたのであれば、大きなヒットを飛ばして挽回《ばんかい》したい、などと「一発逆転」的なことを考えたりします。

しかしそのようなときにはどうしても感情が先走ってしまい、冷静に戦略を立てたり人に上手に相談したりすることができませんから、実際に目標が達成されることはまずありません。

するとそこで再び衝撃を受け、「自分はダメだ」という悪循環がひどくなっていきます。

それよりも、小さくても何かを達成することを考えましょう。

これは、衝撃によって突然水の中に突き落とされ溺《おぼ》れたような状態になっているときに、小さくてもしっかりしたものにつかまる、というイメージです。

そうすると少し安心した気持ちで「次につかまるもの」を探すことができます。「次につかまるもの」が安全なものかどうかを吟味《ぎんみ》する心の余裕が少し出てくるのです。

そうやってちょっとずつ、小さくてもしっかりしたものにつかまっていけば、やがてしっかりとした大地を取り戻すことができるでしょう。

小さくても安心なものをコツコツこなす

仕事の失態の悪循環から抜け出せないということは、「これをつかんだら、また溺れるのではないか」という恐怖から、何にも手を出せなくなってしまっている状態とも言えます。

そんなときには、「何をつかめばうまくいくのか」ではなく、まずは目先にある、小さくても安心なものに手をつけましょう。

具体的には、大きな成功を目指すのではなく、基本的には日々決まっている仕事に集中し、何らかの目標を立てるとしても一日ごとの小さなものにとどめます。

このときのポイントは、「単にこなす」こと。「質」を求めてしまうと、「足りないところ」探しが始まってグラグラしてしまいます。

例えば、報告書を書く、というようなとき、「よい報告書を書かなければ」と思ってしまうと「もっとよい着眼点があるのではないか」「考察が足りないのではないか」という悪循環から抜け出せなくなりますが、「とにかく書き終わること（文字を埋めること）が大事」というふうに考えると、「できた」という感覚を持つことができます。

報告書の内容という「質」は目に見えませんが、文字が埋まっているという「形」なら目に見えるからです。

そうやって小さくても「できた」という感覚を積み重ねることができると、「まあ、何とかなるだろう」という感覚を取り戻しやすくなります。

目標を小さくすればするほど、得られる達成感の数も増えます。

つまり、自信が戻ってくるのです。

先を見ないで、ここまでの道のりを振り返る

先を見るのではなく、ここまでの道のりを振り返ることも、「まあ、何とかなるだろう」という感覚を取り戻すためには重要なことです。

小さな達成点をたくさん見つけて、最悪だった頃と比べていきましょう。

そうすると、ただ足下を固めてきただけであってもずいぶん長い距離を進んだことがわかります。

これは、とても高い山を登ることに似ています。

山頂ばかりを見ていると、自分が全然進んでいないように思えるものです。

でも、ふと下に目をやれば、家々も小さく見えて、ずいぶん自分が登ってきたことがわかります。

衝撃に圧倒されているときには特に「山頂の高さ」にばかり目がいくものですから、意識して下を見るようにすることが重要なのです。

「そんな小さな自己満足をしている場合ではない。実際にまだまだ進むべき道のりは長いのだから」と思うとしたら、また「足りないところ」探しが始まっている証拠です。

道のりは実際に長いとしても、ここまで十分に頑張ってきたという事実を否定する必要は全くないのです。

ポイント
自分の努力を認めつつ、小さな達成をコツコツ積み重ねよう

3章　他人からボロボロにされない「心の守り方」

―「困っている人」に振り回されないコツ

1 他人の「裏切り」によって傷つけられたら……

「裏切り」とは、人間関係の基準が失われるとき

前章では、衝撃を受けたときに、「自信がなくなる」という形で自分をボロボロにしていくパターンを見ました。

ここでは、他人がもたらす衝撃によって、自分がボロボロになってしまう場合に、どう対処したらよいのかを考えていきたいと思います。

例4

職場で普通に仲よく話していた同僚が、自分に対して陰口を叩《たた》いているのを知ってしまった。そのせいで人が信用できなくなり、自分に笑顔で話しかけてくる人も、本当は陰で自分の悪口を言っているのだろうと思い込んでしまうように……。

これはまさに「裏切り」という衝撃の結果、対人関係全般に警戒心が高まってしまい、常に緊張状態になってしまったということです。

裏切られる前までは、「普通に仲よく話している人は、普通に仲のよい人」と思っていたはず。人の裏表を特に意識することもなく、自然体で人と関わることができていたでしょう。

ところがこのような裏切りに遭遇してしまうと、何を基準に人を信じたらよいのかがわからなくなってしまいます。

それまでは「日常的にそこそこよい関係を持てていれば裏切りなど考える必要もない」という基準を持っていたのに、それが通用しなくなってしまったということですね。

何の基準も持てないまま、「この人も陰では自分を裏切っているのではないか」などと疑いながら人とつきあっていけば、心がボロボロになるのも当然のことです。

他人をコントロールすることはできない

必要なのは、新たな基準を作ることです。

まず押さえておきたいのは、**他人を100％コントロールすることはできない**、という事実です。

どんな人にもそれぞれの事情があります。持って生まれたもの、今までに抱えてきたこと、今現在置かれている状況など、さまざまな事情の中、努力してもその程度にしか振る舞えない、ということが現実なのです。

陰口を叩くというのは、健康な人間が好んですることではありません。そんなことをするというからには、何らかの難しい事情があるはず。

このような人の言動をコントロールするのは、まず不可能なことです。目標を「心をボロボロにしないこと」「人生の豊かさを謳歌《おうか》すること」に置くのであれば、**やはりポイントとなるのは「自分がどうとらえるか」**です。

かなり難しい事情を抱えているらしい人が不適切な言動をすることを「自分が裏切られた！」ととるのか、単に「この人は相当病んでいるな」ととるのかでは、自分についての感じ方がだいぶ変わってくるでしょう。

もちろん前者のとらえ方では、心がボロボロになっていきます。

裏切られることそのものが心を傷つけますし、すでに起こっているその後の現象

（他人や自分を疑いながら生きる）は、なかなか脱出することができない悪循環を作ってしまうこともあります。

そんな中では、常に心身が緊張し、自信も持てない上に、実際には豊かで温かい関係性を持てている相手すら疑う、ということにもなりますので、本当に消耗しますし、よい人間関係を楽しむという人生の重要な側面を断念しなければならなくなってしまいます。

自分なりの基準を作ってみよう

「裏切り」という衝撃の世界にそのままとどまるということは、いろいろな場面で人生をかなり生きづらいものにしていきます。

難しい事情を抱えた相手を変えられない以上、こちらにできることは、「自分なりの基準を作って、その中で納得しながら生きること」です。

「自分なりの基準」を作る際には、「自分が相手からこのような態度をとってもらえれば、気持ちよく対応できる」という形が基準となるでしょう。

気持ちよく挨拶《あいさつ》してもらえれば、こちらも気持ちよく挨拶できる。誠実な姿勢を示してもらえればこちらも誠実に応えられる。心から謝罪してもらえれば、「まあ悪気はなかったのだな」とゆるすことができる。

こんなところではないでしょうか。

自分がそれらの態度、つまり「気持ちよく挨拶する」「誠実な姿勢を示す」「心から謝罪する」ということをしているのに、相手が裏表のある姿勢を示すのであれば、それは明らかに相手側の問題だと言えます。

それを、「相手側の問題」と認識することはとても重要です。

なぜなら、そうしないと自分の「足りないところ」探しが始まってしまうからです。

「自分の問題なのか、相手の問題なのか」

このケースのように、「人が信用できなくなり、自分に笑顔で話しかけてくる人も、本当は陰で自分の悪口を言っているのだろうと思い込んでしまうように」なって不安を常時抱えているというのは、まさに自分の「足りないところ」探しの一つの形です。

その「足りなさ」は、「自分には相手が信用できる人間かどうかを見分ける力がない」と感じられることもあれば、「自分は相手から裏切ってもかまわない程度の人間だと思われている」と感じられることもあります。

突然の裏切りという衝撃を受ければ、誰も信用できないという気持ちになるのは当たり前の反応。しかし、その反応に巻き込まれることでボロボロになっていくのは自分です。

「自分の問題なのか、相手の問題なのか」という視点を常に持っていれば、少なくとも自分側の姿勢は固めることができます。

「私の人間関係のスタイルは、この通り。これは常識的なもので、普通の人に対しては問題なく通用するもの。それが通用しない場合は、相手側に難しい事情があるのであって、私が『足りない』というわけではない」と割り切ることも大切です。

ポイント
自分が悪いわけではない、と割り切ろう

2

「孤独感」で押しつぶされそうなときの対処法

孤独感も衝撃への反応

「孤独感」も、衝撃を受けたときに典型的なものです。

例5

結婚したいと考えていた恋人に、別に好きな人がいることを知ってしまった。別れの後、街で幸せそうに歩くカップル・夫婦を見て、自分には誰もいないと孤独感に押しつぶされそうになった……。

自分の中では当たり前のように結婚へとつながるはずの関係だったのに、相手には別に好きな人がいた、ということを知るのは、とても衝撃的なことです。

結婚すら考えていたくらいに真剣な交際をしていた恋人には別に好きな人がいた、

というのは、「裏切り」と言ってよい性質の衝撃です。

相手に裏切りというつもりがあったかどうかは別として、こちらは信じていた梯子《はしご》が外されたのですから、やはりその性質は「裏切り」なのです。

こんなときには、もちろん衝撃への反応が強く起こってきます。

衝撃への反応として、「もう誰も信じられない」という思いや、「自分は人から愛されないダメ人間だ」という思いが出てくる、というのはすでに見てきた通りです。

また、このケースで強く感じられているような「孤独感」も、実は衝撃時の反応として強く表れる典型的な感じ方です。

こういうときに感じる孤独感は、「自分は人から愛されないダメ人間だ」という感覚に由来するものもあれば、「自分のことなど誰もわかってくれない」、「自分を助けてくれる人など誰もいない」という感覚から来ることもあります。

衝撃の色メガネで自分を見ない

そのような、「自分は人から愛されないダメ人間で、これからも自分を愛してくれる人になど出会えないだろう」「自分は完全に孤独だ」というような「衝撃の色メガネ」を通して見ると、目の前にいる人たちが自分とは別世界の、理想的な生活をしているようにすら見えるものです。

そこを歩いているカップルが実際にどれほど幸せなのかはわからないのに、完璧なくらい幸せそうに見えるものなのです。

こんなときにも、対応は同じ。

まずは、自分が大きな衝撃を受けたということを認めましょう。

結婚したいと思っていた相手と、相手には別に好きな人がいたという理由で別れる、というのは一生のうちに何度もないような大きな衝撃です。

そこからは大きな傷を受けていますし、立ち直るのには時間が必要です。

先ばかり見てしまう、つまり「自分はちゃんと結婚ができるのだろうか」というところを見てしまうと、ますます足下が揺らいで衝撃からの回復が遅くなります。

自分の傷をいたわりながら、失ったものを悲しみながら、ささやかな日常を大切に生きていきましょう。

孤独感は確かに辛いものですが、この孤独感は、「恋人がいなくなった」という現実を反映したものというよりも、衝撃時の特徴的な感じ方なのだ、ということを忘れないようにしましょう。

つまり、「自分はそれほど孤独だ」という意味なのではなく、衝撃を受けると誰もが感じる感じ方なのです。

実際には、次の恋人ができないうちにも、衝撃からだんだんと立ち直るにつれて、孤独感は和《やわ》らいでいくものです。

そして、自分が持っている他のものにももっと目が向いていくようになるはずです。もしかしたら「パートナーがいない人生」のプラスの点にも目がいくようになるかもしれません。

そんな頃に、もっと自分に合ったパートナーが現れる、というのも、案外少なくないことです。

他人の結婚、出産、社会的前進からもたらされる衝撃

なお、結婚や出産は、就職や昇進などと同様、「社会的にどれほどうまくいっているか」を示すポイントとして認識されることが多いものです。

自分の人生があまりうまくいっていないと思っているときに、他人の結婚が決ま

ったらしい、出産するらしい、よい就職をしたらしい、昇進したらしい、という話を聞くことは、実はかなりの衝撃をもたらすことが多いものです。

そんなときには相手をとても羨《うらや》ましいと感じますし、自分自身が本当にダメ人間のように感じられます。

まさに「勝ち組」対「負け組」の構造を感じてしまうのです。

多くの人が、「他人の幸せを素直に喜べない自分」を恥ずかしく感じますので、自分の反応を「嫉妬深い」「未熟」などと断罪してしまいます。

こういう考え方が、回復の足を引っ張るということはすでに見てきた通り。

しかし、これも衝撃への反応と考えるとわかりやすいものです。

そしてその衝撃からの回復を妨げないためには、**自分を否定しないこと。**否定してしまうと、相手へのよい感情を取り戻すことすら遅らせてしまいます。

ポイント

孤独感も衝撃を受けたときの感じ方だと知っておこう

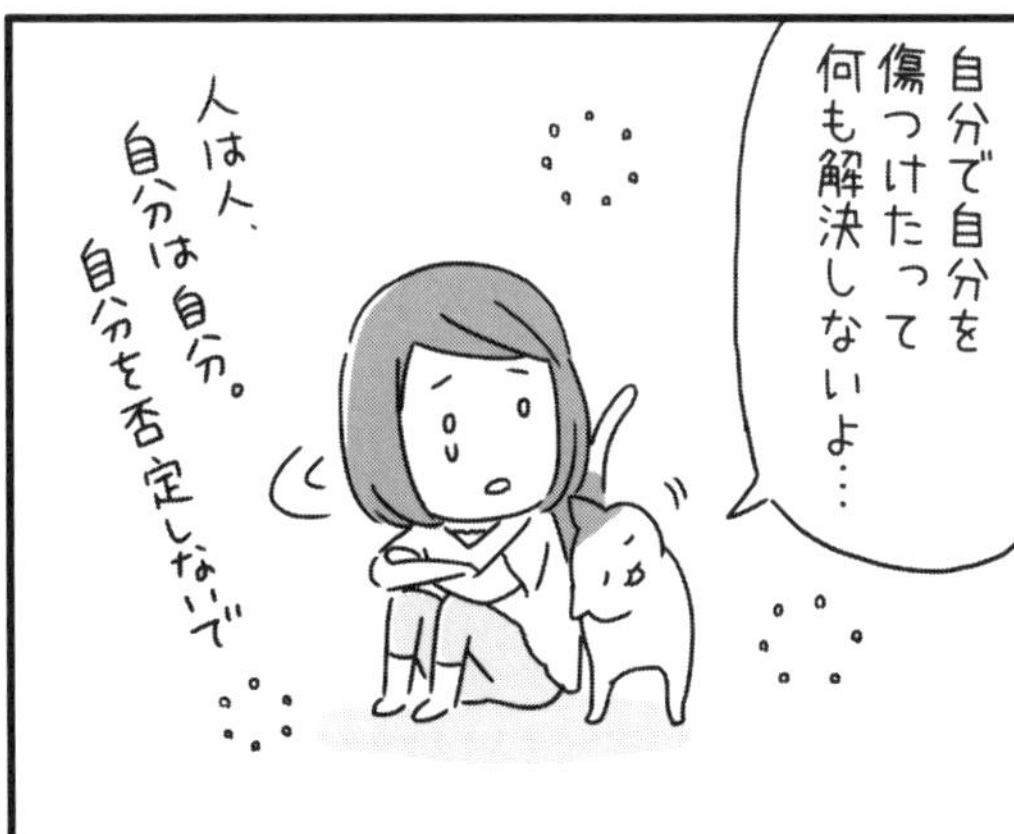
自分で自分を
傷つけたって
何も解決しないよ…
人は人、
自分は自分。
自分を否定しないで

3 ひどい上司に傷つけられない方法

パワハラ上司とどうつきあうか

職場での悩みで多いものに、上司との関係があります。

例6

罵声《ばせい》を浴びせ、過去に何人もの部下を辞めさせている上司との人間関係に疲れている。自分の気に入らないことがあると嫌みを言ってきたり、嫌がらせをしたりしてくる。さらに上の上司に言っても「まぁ頑張れよ」としか言ってくれず取り合ってくれない。頑張ってやってきたが、もう限界……。

このようなパワハラ上司にそのまま振り回されてしまうと、本当に心がボロボロになってしまいますね。

このパワハラ上司の言動一つ一つが衝撃的であるはずです。

「え？　ここで罵声を浴びせる？」「え？　人として、こんなにひどい嫌がらせができる？」といった具合に、です。

衝撃への反応は当然起こっているはずです。

でもこの上司のような場合には、「自信がなくなる」という感じ方よりも、やはり「相手が異常すぎる！」という気持ちのほうが強いでしょう。

つまり、自分の心をボロボロにするエネルギーを供給しているのは自分を傷つけた他人であって、自分自身ではあり得ない、と思われるかもしれません。

人から受ける傷は本当に辛いもので、心がボロボロになるのももちろん当然です。

しかし、ここでも、さらに追い打ちをかけているのは自分、という構造を見つけることができるのです。

相手に傷つけられない方法がある

そもそも、過去に何人もの部下を辞めさせているという時点で、上司本人は相当の問題人物。その人生にはかなりの事情がありそうです。

その上の上司もさじを投げているわけですから、一筋縄ではいかないというのが現実です。

つまり、こちらが常識的な誠意ある態度をとっても、相手の行動は変わらないと思ってよいはずです。

このような相手に対しては、関わり方の姿勢をきちんと決めておかないと、まるでサンドバッグのようにボロボロにされてしまいますね。

こんな相手に接したときに、傷つかない方法があります。

それは、相手を「困っている人」として見る、という方法です。

これは詭弁《きべん》でも何でもありません。上司にとって事態がスムーズに進んでいれば、罵声を浴びせたり、嫌みを言ったり、嫌がらせをしたりしないはずなのです。

上司が罵声を浴びせるとき、嫌みを言うとき、嫌がらせを言うとき、すべては上司にとって「困った状況」になっているときだと言えるでしょう。

それはその仕事がうまくいっていないという状況だけでなく、単に上司の「虫の居所が悪い」というレベルのことも含みますが、いずれにしても「困った状況」には違いないはずです。

「八つ当たりする人」は不安が強い小心者

自分が困ったときに、成熟した人であれば「困ったから助けてくれないか」と言えるのですが、この上司のようなタイプの人は、八つ当たりという形でそれを相手にぶつけてしまいます。

なぜなのか、と言うと、それぞれ個人的な背景は違いますが、一般に、自分に自信がなく、不安が強い人ほど、「困ったこと」を自分の問題として引き受けるのが苦手なのです。

自分の問題を自分の問題として引き受けることができないほど「小心」なのだと考えるとわかりやすいでしょう。

ですから、その表現型がどれほど「偉そう」であっても、ただの小心者なのだ、ということは頭に入れておきましょう。

そしてそこで浴びせている罵声は、「助けて!」という悲鳴にすぎないのです。

そういうふうに見るだけでも、心がボロボロになるのをかなりの程度防ぐことができます。

なぜかと言うと、**「自分が否定された！」「自分が攻撃された！」わけではなく、「困った上司が目の前で悲鳴を上げている」だけだと見れば、自分が受けるストレスはぐっと減るからです。**

「これしきのことで、そこまで叫ぶか」と笑ってしまうほどの余裕が出てくるかもしれません。

ポイント
「攻撃的な人＝困っている人」と知っておこう

4 「こうあるべき」を通して他人を見ない

自分が描く上司像を捨ててみる

「攻撃された！」と思ったときに受ける傷のほかに、もう一つ、こんなときに自分の心をボロボロにするエネルギーを作り出すのは、「上司はこうあるべきではない」という思いです。

もちろん、例6の上司が、上司として不適切であるのは間違いない事実でしょう。

しかし、そのことと、常に「上司はこうあるべきではない」という思いでその上司を見ることとは違います。

理想は理想なのですが、現実はまた現実です。現実を現実として受け入れないと、自分に負担がかかってきます。

何かを見るたびに、「現実はこうあるべきではない」というストレスを自分に加えるのですから、それだけ疲れてしまいます。

これはまるで、曇ったメガネで一生懸命何かを見ているようなもの。目がとても疲れてしまいます。

そして、曇ったメガネで必死に見ても、こちらの目が疲れるだけで、対象そのものを変える力は全くないのです。

すっきりしたメガネでありのままを見たほうがずっと楽です。

現実をありのままに受け入れる、ということの価値を多くの場合には認めることができる人でも、「人間として明らかに問題がある」と思う人を相手にした場合は難しいこともあるでしょう。

相手のありのままを受け入れてしまうと、まるでそのひどい言動を認めることになるような気がするかもしれません。

「相手はこうあるべきではない」という目を常に持つことで、相手に対して暗に「教育的指導」をしているような気持ちもあるかもしれません。

いずれも理解可能な感じ方です。

しかし、残念ながら、それらは無駄な努力であると言わざるを得ません。

「人間として明らかに問題がある」と思えるような言動をとる人は、一般に、相当病んでいるものだからです。

かなり難しい事情を抱えた人生を送ってきた人なのでしょう。

それほどいわくつきの人を、専門家でもない人が治療することはできませんし、専門家にとってもかなり難しい仕事になると思います。

達成不可能なことを目標にすると、まさに「出口のない状況」が作り出されてしまい、心はボロボロになっていきます。

自分の心をボロボロにする必要などない

現実に何が起こっているかということを見れば、上司は何らパターンを変えず、ボロボロになっているのはこちらの心です。今のやり方がどちらにとってより負担になっているかは明らかでしょう。

こんな上司も、いつか変わる日が来るかもしれません。でもそれは、上司本人の人生の中、変化するタイミングのときです。

こんな生き方をしているということは、実はかなりのストレスをためているはずですし、いずれ本格的に不適応を起こしてうつ病などを患《わずら》う日が来るかもしれません。そこで治療を受けて、初めて変わるのかもしれません。

でも、それは上司の人生であって、家族でもないこちらが気にしてあげる必要のないことです。

今は単に「こういうふうにしか振る舞えない上司」という現実を認めて、上司のことを「困っている人」「困っているということを自分の問題として引き受けられないくらいに困っている人」として見ることに決めるのが妥当でしょう。

もちろん、何であれ、目の前で暴力的な態度をとられれば、不愉快です。

騒音がどこまでいっても騒音であるのと同じように、そのストレスだけはなくすことができませんが、反対に言うと、そのストレス「だけ」に減らすことは目標にできるのです。

ポイント
現実を受け入れることが、ストレスを減らすコツ

5 職場いじめなどで居心地が悪い……

すべては相手の問題だと割り切ってみる

理不尽な扱いを受けて、そこから生じる怒りを内にため込んでしまうと、心がボロボロになってしまうこともあります。

例7

期待して入社した先で、配属された課の主任女性から、いじめ・嫌がらせを受けている。出勤しても自分の存在を無視、仕事を回してもらえないし指導もない、わざと聞こえるように悪口を言われる。

自分はよく、優しい、人がよすぎると言われるので言い返したりができない。怒りを長くため込んでしまい結局ボロボロ。ストレスのはけ口にされている？

この主任女性のことも「困っている人」として見ることができます。

何であれ、他人に対してネガティブな態度をとる人は、困っている人だと言って間違いないのです。人は、困っていなければ優しい存在だからです。

この問題を、完全にこの主任女性の問題として見ることができれば、だいぶ気持ちは楽になるはずです。怒りという感情を手放すこともできるでしょう。

大人になって、主任という社会的立場もあるのに、こんなに幼稚な態度をとるという恥ずかしさを日々露呈《ろてい》しているのですから、気の毒にすらなります。

「自分がストレスのはけ口にされている」と見てしまうと、自分が被害に遭っているということですから怒りを感じてしまいますが、「未熟な行動を抑えられない」だけの人として見れば、それだけの人なのです。

もちろん、こんな人を見れば「社会人としてあるまじき態度」という思いを持ちますし、「現実はこうあるべきではない」と感じるでしょう。

しかし、前述したように、「現実はこうあるべきではない」という思いを持ち続けることは、自分にとってのストレスを増すだけです。

まずは、「この人はこんなふうにしか振る舞えない人なのだな」という現実を認

めるところから始めましょう。

もちろん労働環境ということで考えれば、この主任女性の行動は大変不適切ですし、あらゆるいじめが正当化されるべきではありません。相談できる人がいれば早急に改善すべき事態だと思いますし、離職や転職が可能ならそれを考えてもよいでしょう。

これだけ不適切な態度をとる人ですから、本人に何かを言うよりも、他の人に相談したほうがずっと現実的だと思います。

しかし、この状態が長引いているということは、おそらくそれができない環境なのでしょう。せっかく期待して入った会社ですし、「現実はこうあるべきではない」というストレスで自分をつぶしてしまうのももったいない話です。

心が楽になるように、少し見方を工夫してみましょう。

人は「わからないもの」をいじめがち

人からよく「優しい」「人がよすぎる」と評される人が、なぜいじめの対象になってしまうのか、ということを少し考えてみます。

一般に、いじめは、「違和感のある人」に対して行われるものです。

自分から見て「わからない要素」があると、それが不安を喚起《かんき》します。人を不安にさせるのは、何を考えているのかわからないこと、自分のことをどう思っているのかがわからないこと、使える人なのかどうかがわからないこと、などです。

つまり、何らかの「わからなさ」が人を不安にさせ、この例のように排除や攻撃という姿勢をとらせるのです。

「人がよすぎる」と言われるようなタイプの人の場合、それが「わからない要素」になってしまうこともあります。「どうしてここで怒らないの？」「どうして平気でいられるの？」という、とらえどころのなさが、人を不安にしてしまうのです。

これは、その善良さが人を不安にするというのではなく、その「感情の薄さ」が人を不安にさせる、と考えることができます。

つまり、**「何を考えているのかわからない」**ということなのです。

ですから、この状況をうまく扱うためには、もっと「わかりやすい人間」になることも一つの手です。

「わかりやすい」と言っても、理不尽な扱いに対して言い返す、という意味ではありません。

あくまでも目的は相手を安心させることなのですから、その「わかりやすさ」は相手への好意として示されるべきです。

相手を先輩として尊敬しているということ、相手から学びたいということ、仕事を教えてほしいということを伝え、何を考えている人なのかがわかるようにしていくと、相手の不安も減じ、態度がよくなってくるはずです。

気づかぬところでメンツをつぶしていることも

意味のわからない職場いじめにおいて案外多いケースが、**相手が「こう扱われて当たり前」と思っていることがなされなかった**、というようなものです。

要は、相手のメンツをつぶしてしまったということ。それは、主任が飲みに誘ってきたときに、単に都合が悪くて断った、という程度のことかもしれません。

それ自体が主任から見れば「あり得ないこと」だったのかもしれないし、その後「この前は本当に残念だったので、今度は必ず飲みに連れて行ってくださいね」などとフォローをしていないことが問題なのかもしれません。

このような「気づかぬところでメンツをつぶしてしまった」ケースであっても、相手への好意を示して「わかりやすい人間」になっておけば、「あのとき飲みを断ったのは本当に都合が悪かっただけなのかもしれないな」「その後フォローをしないのは、まだ若くて社会経験が足りないからなのかな、あるいは内気すぎるからなのかな」などという見方をしてもらえるようになるでしょう。

それでも態度が変わらない人であれば、**それは「この時点での相手の限界」として受け入れることが、最もストレスを減らす考え方**でしょう。

また、相手への敬意を伝え、仕事を教えてほしいと言っているのに無視される、というような状況であれば、まともな職場ならさすがに他の人が助け船を出してくれると思います。

「わかりにくい」要素が多いときは、他の人にとってもわかりにくい話になってしまうので、案外人は手を差し伸べてくれなかったりするのです。

「自分は嫌われている」と考えるのと、「自分は相手を不安にさせている」と考えるのとでは、大きな違いがあります。

前者はどうしても自己嫌悪や自己防衛を伴うことになります。つまり、意識が「いじめられている自分」に向いてしまうのです。

すると、心をボロボロにするエネルギーが生まれてきます。

でも後者であれば、「相手は何が不安なのだろうか」「どうすれば安心してくれるのだろうか」というふうに考えることができます。

こちらが努力しても現時点では不安を手放せないかもしれませんが、それはあくまでも相手側の話。

こちらの心がボロボロになるような性質の話ではないのです。

ポイント

相手の不適切な行為の基本には不安があると知っておこう

6 他人に自分を否定されたとき、どうすればいい？

「頑張っているのに……」も衝撃時の反応

さらに別の「困っている」上司のパターンを見てみましょう。

例8

仕事ができない自分のフォローをしてくれて、ずっと信頼していた上司に愛想をつかされたのか、特に大きなミスをしたわけではなかったのに、「○○さんの仕事は△△さん（後輩）にやってもらうから。君は仕事ができないから」と、ハッキリと自分を否定され、ひどく傷ついた。自分は頑張っているのに……。

上司がどれほど立派な人で今までフォローしてくれたとしても、この言い方はやはり非人間的です。

「仕事ができない」というのは能力評価のような顔をした人格否定です。

それまで信頼していた人からこんな人格否定をされたら、強い衝撃を受けますし、もちろん衝撃時の反応が起こってくるはずです。

「自分は頑張っているのに」というのは、今までに見てきた「足りないところ」探し的な「衝撃時の反応」とは異なるように見えますが、「こんなに頑張っているでしょう」「ここも頑張っているでしょう」と、自分側を守って傷を防ごうとする、衝撃時の立派な反応です。

この話のポイントは、**「何が起こったのかわからない」**というところにあるのでしょう。それまでフォローしてきてくれた上司が、納得できるようなきっかけもなく、態度を変えた、ということだからです。

「なぜ？」を自分に問い続けない

自分に何が起こったかを知ることは衝撃を乗り越える力になるということをお話ししましたが、**何が起こったのかがわからないと、心はいつまで経っても衝撃を受けた時点のまま「なぜ？」を問い続けることになってしまいます。**

信じていた梯子《はしご》が外されたわけですから、衝撃の性質は「裏切り」ということになります。

そこで「なぜ？」を問い続けると、もちろん、心をボロボロにするエネルギーが生み出されていきます。

「なぜ？」の詳しいところはわかりませんが、起こったことを見れば、この上司が、「よい上司」でいようとして抱え込むだけ抱え込んで、ある日突然突き放した、ということです。

もちろんこれは上司としては未熟な対応と言えるでしょう。自分がどこまで抱えられるかという読みが甘かったとも言えますし、後輩に担当を代えるとしても、もっと前向きで教育的な言い方があるでしょう。

本来自分が抱えきれないものを、よい上司らしく振る舞いたくて抱えてきてしまった。そしていよいよ抱えきれなくなって、配慮のない言い方をしてしまった。

こうやって考えてみると、この上司もやはり「困っている人」と言うことができますし、その言い分は単なる「悲鳴」なのです。

「信頼していた上司に愛想を尽かされた」というふうに見れば傷つきますが、「余裕がなくなった上司が悲鳴を上げて投げ出した」というふうに見れば、それだけの話です。

相手の限界を知ることで、自分の可能性を見つけよう

もちろん衝撃は衝撃ですので、衝撃への反応は「今は仕方がないな」と思って受け入れましょう。

その上で、この一件を単なる「不愉快な出来事」に終わらせるのではなく、自分の成長につなげるためのコツがあります。

それは、この話を共感的に聞いてくれる人を見つけることです。

「上司にされたこと」だけを視野に入れて「頑張っているのに……」という思いでいる限り、どうしても自己防衛に走ってしまいますので、どこを改善すべきかが全くわからないし、考えたくもない、という気持ちにもなってしまいがちです。

これは「頑張っているのに……」という思いが、衝撃への反応であることを考えれば、当然のこととも言えます。

しかし、「それはひどいね」「頑張っているのにね」「ものには言い方っていうも

のがあるよね」などと共感的に話を聞いてもらえば、だんだんと心が開いていきます。

すると、「自分にも改めるべき点があったかもしれない」「あの部分が上司にとっては過剰《かじょう》な負担になってしまったのかもしれない」などと前向きな気づきを自ら得ていくことができるかもしれません。

そうすれば、この一件から心をボロボロにする悪循環に入るのではなく、むしろ自らの成長につながる出来事として位置づけることができるでしょう。

「上司と自分とどちらが正しいか」という不毛な綱引きに入るのではなく、上司の限界を認め、自分が成長する可能性を見つけていくのです。

ポイント
心がボロボロになりそうな一件を、自分の成長につなげよう

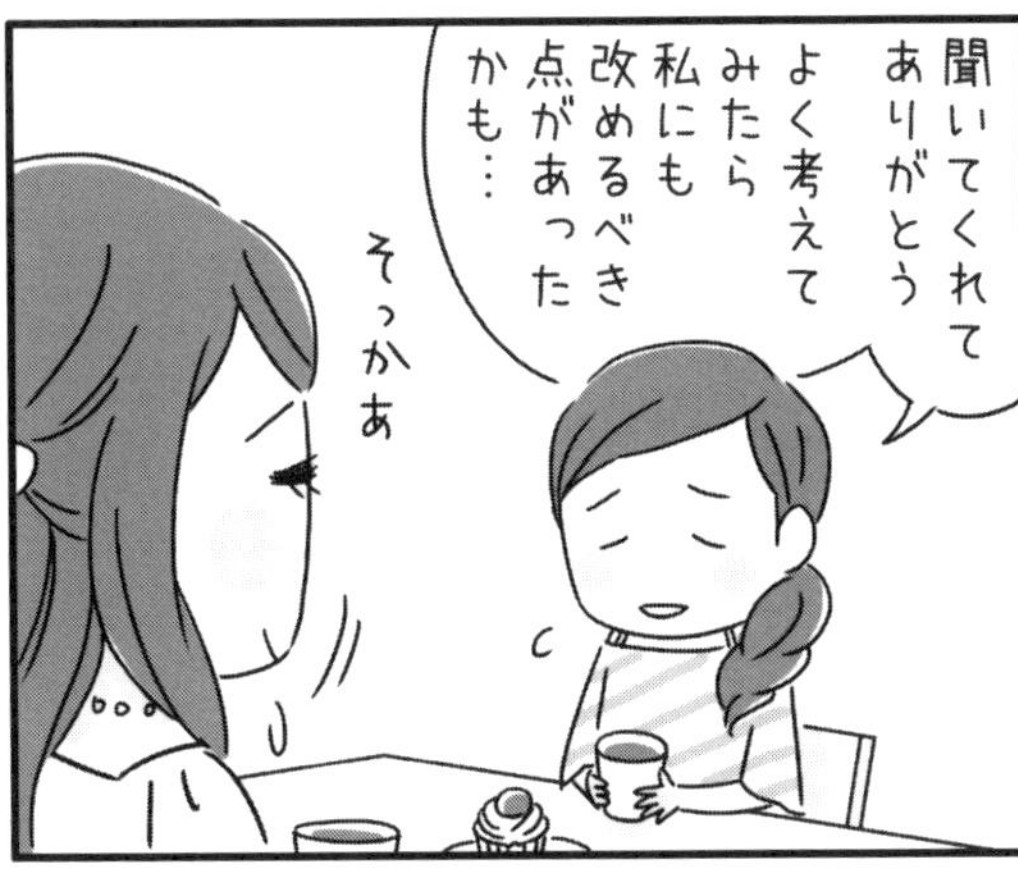
聞いてくれて
ありがとう
よく考えて
みたら
私にも
改めるべき
点があった
かも…
そっかあ

7 それでも問題人物とつきあわなければいけないとき

自分は何を「期待」してとどまっているのか？

さて、不運にも、問題人物とつきあわなければいけない状況に置かれている場合、私たちはどうすればよいのでしょうか。

例9

自分が担当になった大手取引先会社の相手Aに、わけのわからない理由でいつも罵倒《ばとう》される。人の話を聞かない、ミスはすべて他人のせい、思い通りにならないと相手を恫喝《どうかつ》する問題人間。Aから連絡が入ると身体が震える。ストレスで胃を壊し、医者にも「早急に長期で休んだほうがいい」と言われたが、代わりがいないので休めない。社内では、自分の成績はトップクラスで、人間関係も良好、仕事もやりがいがあるので辞めたくない。でもAがいる限りボロボロだ……。

Aは、もしかすると「自己愛性パーソナリティ障害」と診断される人かもしれません。他者への共感を欠く自己中心的な言動で、自分自身が不適応を起こしたり他人に不適応を起こさせたりするタイプです。

ですから、Aのペースにそのまま巻き込まれて健康を損ねる、というのは、単に診断基準通りのことが起こっているのだとも言えます。

つまり、「Aと接すると心をボロボロにされる」というのは避けようがないということなのです。Aの態度は病的ですから、治療もせずにそれが変わることはまず期待できないでしょう。

ここで、自分は何を「期待」して現状にとどまっているのかを考えてみましょう。現状にとどまっているのは、「何かを待っている」ということだからです。

そうは言っても、心がボロボロのときには、とにかく目先のことを生き延びるので精一杯なので、「自分は何を期待して現状を維持しているのか」という視点を持つことが難しくなります。それを意識化することで、現在希望のない膠着《こうちゃく》状態に陥《おちい》っているということがわかってくるはずです。

自分をボロボロにしているのは、この不適切な人物そのものというよりも（そのストレスも絶大ですが）、むしろその絶望的な膠着状態なのです。

膠着状態を打開するためのコツ

1章でお話しした「心をボロボロにする」特徴の一つ、「出口が見えない」という状況がここに顕著《けんちょ》に表れています。

代わりがいないなど、現状を変えられない「理由」はよくわかりますが、では、とどまることで何が変わると「期待」しているのでしょうか。

Aの態度が好転することでしょうか。Aが辞職することでしょうか。

現状にとどまったままでいるということは、事態が打開されることを、どこかしらで期待しているということ。そのような期待が実現する日は来ない、ということをまず認めるところから、事態の打開が始まります。

つまり、このままAと接し続けても、Aの態度が改善することもないでしょうし、それに反応して起こっている自分の症状が改善することはなく、むしろ悪化の一途をたどるだろう、ということです。

Aの辞職の可能性は皆無ではないのかもしれませんが、それは他社の話。完全に自分のコントロール外のことで、宝くじのようなものですね。

「このまま待っていても事態は悪化するだけ」という現実を認めて初めて、「どうするか」を考えることができます。

現在の状態は「頑張りすぎ」なのですが、何に向けて頑張っているのか、というところを考えてみると、道が開けてきます。

ポイント

事態の打開の第一歩は、限界を認めること

8 会社にも「限界」がある

職場に本当に「自分の代わりがいない」のか？

もちろん医師の勧め通り休むことがベストの選択肢でしょう。

「代わりがいないので休むことができない」というのが現時点での感じ方ですが、実際に心身を壊して休職せざるを得なくなった人が後で振り返って言うことは、「当時は自分が休んだら会社は回らないと本気で思っていた。でも、こうして自分が休んでいても、現に会社は回っている」ということです。

「代わりがいないので休めない」という自分の感じ方が、本当に現実なのか、自分が休んだら会社はつぶれてしまうのか、きちんと検証する必要があるでしょう。

すでに身体が悲鳴を上げているのですから、一刻の猶予《ゆうよ》もないのです。

実際には、この検証は難しいものです。特に心がボロボロになってくると、自虐《じぎゃく》的な方向に視野が狭窄《きょうさく》してくるので、「代わりがいない」という感覚が強まってくるからです。

もちろん、トップクラスの代わりはいないでしょう。しかしこんなときには、**「会社にとっての『限界』」というものも認識する必要があります。**

一人ひとりの人間に限界があるのと同様に、会社が人の集合体としての組織である以上、思うようにいかない部分はあります。

そもそも、この会社の仕組みの中で、優秀な社員が病んでしまったというのは紛れもない事実であり、一つの「限界」です。

会社はその「限界」を受け入れ、そこから前進していく必要があります。変えなければならない仕組みもあるでしょう。一時的に業績が下がることも、そこでは受け入れるべき現実なのです。

自分自身の人生に代わりはいない

それよりも、間違いなく代わりがいないのは、自分自身の人生です。

自分以外に自分の人生を歩める人はいません。家族にとっても、自分の代わりはいません。**自分は本当にかけがえのない存在なのです。**

本格的に倒れてしまう前に、そのことにぜひ気づいていただきたいと思います。また、成績がトップクラスで、人間関係も良好、という人材であれば、会社は休ませてでも引き留めたいと思うもの。自分に自信を持って休職の相談をしてみたほうがよいでしょう。

心がボロボロになってくると、「休職などしたら自分の評価が下がるのではないか」という思いに傾きがちですが、評価は双方向のもの。

会社が自分を一方的に評価するのではなく、こちらからも、「会社のためにこんなに頑張って身体まで壊した自分を、会社はどう遇するのか」という点を評価してよいのです。

ポイント

自分自身の人生の代わりは、他にはいない

9 一人では対処できないことがある

一人でやろうとしないで、チームを組もう

休職の相談をすることもそうなのですが、このような難しい状況を一人の努力で乗り越えることは事実上不可能です。

なぜかと言うと、病的なパターンを持った人を相手に、一人の人間がうまくやっていくことはできないからです。

社会においてうまくやっていくためには、それなりの協調性などが必要です。それができない人は、通常、自分自身がうまく環境に適応できず、病気になったりして、治療の中で適応の仕方を学んでいきます。

しかし、Aのように、自分が病んでいくのではなく、周囲の人を病気にさせる人もいます。

その場合、「周囲の人」のほうが、適切なサポートを求める必要が出てくるのです。

これは成績がトップクラスであろうとどれほど人望があろうと、人間である限りは認めるべき「限界」です。

世の中には、一人の人間では対処できないことがあるのです。

「頑張りすぎてしまう人」は、どうしても一人で抱え込みがちなのですが、先ほどの例9のように、一人で対処するのが事実上不可能なケースもあります。

一人では対処できないことを一人で対処しようとしてしまうと、心がボロボロになり、病んでしまいます。そうなったら、「一定期間休職させてもらう」という形で周りのサポートを得る必要があります。

あるいは、そういう事態に陥ることを予防するためには、「これは一人では対処できないケースだ」ということを潔く認めて、チーム体制を組むというのも一つのやり方でしょう。

それは、担当を複数にするという形でもよいでしょうし、直接の担当は一人であっても、それを支えるチームを作っておくのです。

直接の担当者が苦労したことや傷ついたことを話して、「それは大変だったね」「それはひどいね」「よく頑張ったね」と共感してくれる仲間がいるのといないのとでは、心がボロボロになる度合いもかなり違ってくるはずです。

限界を認めると、道が開ける

自分の心身についても限界を受け入れることが重要ですが、例9も、限界を受け入れると可能性が広がる一つのケースだと言えるでしょう。

「一人では対処できないことがある」という限界を認めることで、絶望的に思えた状況の道が開けてくるのです。

一般に、何らかの膠着状態に陥って心がボロボロになっているときというのは、何かの限界を否認しているときです。

先ほど「何を期待して現状にとどまっているのか」ということを問いかけましたが、これは、**「どんな限界を認めないために現状にとどまっているのか」**と問い直すこともできます。

例9では、まさに、「一人の人間がAにうまく対応することはできない」という限界を認めない結果、心をボロボロにするエネルギーが量産された、ということですね。

頑張りすぎる人は、限界を認めたがらない人。それが自分の努力不足や敗北に感じられてしまうのでしょう。

しかし、限界を認めないということは、事実を正確に認識していないということでもあるのです。

正しい「傾向と対策」のためには、まずは事実を正しく認識するところからですね。

ポイント
現状にとどまることで何が変わり得るのかを考えてみよう

4章

「未来への不安」を手放せば、うまくいく

―絶望的な状況を乗り越えるヒント

1

就職が決まらない不安をどうとらえるか

自分ではコントロールできないものに幸せを委《ゆだ》ねてしまうと……

さて、どんなに頑張っても自分では乗り越えられない壁に直面してしまったとき、人はどのような心の状態になるのでしょうか。

そんなときは、どのような気持ちで向き合っていけばよいか、ということについて考えてみたいと思います。

例10

何社受けても再就職が決まらず、悩んでいる。離職して2年が経過、預貯金もほとんどなくなり、アルバイトをしているが、離職期間が長くなればなるほど、最近は求人に応募しても面接にすらたどり着けない場合もある。人生真っ暗だ……。

このような状況は本当に辛いですね。

もちろん再就職がスムーズに決まれば、それはとても嬉しいことです。

ただ、それは相手がある話。社会経済的な背景も関係してきますし、なかなか自分の思い通りにはいかないものです。

自分ではコントロールできないものに幸せを委ねてしまうと、運命の奴隷になってしまいます。

「再就職できない限り、真っ暗な人生を送らなければならない」ということになってしまうのです。

再就職できない生活は、ただでさえ経済的にも豊かではないでしょうし、いろいろな苦労があるはず。そこに自分でさらなる重荷を乗せてしまうと、本当に「真っ暗」になってしまいます。

再就職できないことによる苦労は自分にはどうしようもないけれども、せめて心のやすらぎは自分で作り出せる、ということを本章で見ていきましょう。

運命の奴隷になるのではなく、自分の心の主人になることができるのです。

もちろん、単なる「ポジティブ思考」のことを言っているわけではありませんので、ご安心ください。

再就職が決まらない＝衝撃の繰り返し

まずは、この状況で今のような感じ方になることが、ごく当たり前だということを確認していきましょう。

「再就職が決まらない」というのは、単に絶望的な状況に見えますが、それだけではありません。

「応募しては断られる」という衝撃を数多く繰り返してきている、という側面もあります。

求人に対して応募するときには、もちろん「採用されるのではないか」という期待がありますし、そのために緊張したり努力したりします。

ところがその結果「不採用」ということになると、かなりの衝撃を受けるのです。

これは「ダメもと」のようなつもりで応募したときですら、言えることです。

なぜかと言えば、再就職には人生がかかっているように感じられるものだからです。まさに命がけの応募なのであって、「不採用」という結果を受け取ることは、生きていくための梯子《はしご》を外されるようなものだからです。

また、「不採用」の場合は、一般に、理由の説明もないものですし、「採用時のみ連絡」というケースも多いものです。

敬意を持って丁寧に不採用の理由を説明してもらえるのならまだしも、このような扱いを受けるということは、人間扱いされていないような気にもなるものです。

面接にすらたどり着けない、というようなときにはさらにその感覚が強まるでしょう。

つまり、「応募して不採用になる」ということは、かなりの衝撃であって、衝撃への反応が起こってくるのです。

それが繰り返されているのですから、その強さは相当なものになります。

一つの衝撃から立ち直る間もなく、「今度こそは」としがみつくように応募したところにも断られてまた衝撃を受ける、ということが繰り返されて、まさにサンドバッグのようになってしまっているのです。

当然、将来が不安になりますし、自分が無力な存在と感じられます。

また、自分の「足りないところ」探しが厳しくなり、自信がなくなってしまいます。

ですから、この時点で「人生真っ暗」と感じていることそのものは、何もおかしなことではありません。

人間として当然の、衝撃への反応です。

自分のことを「弱い」などと考える必要も全くないのです。

ポイント

「人生真っ暗」という感じ方が衝撃への反応だと認めよう

2

「未来の奴隷」から解放されよう

「今の瞬間だけは楽しめる」と感じること

確かに再就職は深刻な問題です。

しかし、こうやって外的条件に振り回され、衝撃を受け続けていると、それが必要以上に深刻な問題になってしまうものです。

「再就職できない」ということを中心に人生が回ってしまい、事実上それ以外の要素がなくなってしまいます。

例えば、「再就職できない限り、自分には心のやすらぎなど得られるわけがない」という感じ方をしているかもしれません。再就職できない限り、何も心から楽しめるわけがない、と感じるくらいに、心は追い込まれていくものです。

衝撃を繰り返していくと、生活が完全にそれによって支配されてしまい、自分は単なる「再就職できない人間」と感じられてしまいがちです。

しかし、自分には、何かを楽しむ力や、心のやすらぎを感じる力があるのです。

それを確認するために、まずは、「今の瞬間だけは楽しめる」ということを知っていきましょう。


今、目の前にある瞬間だけに心を集中させて、ちょっとホッとするのです。


再就職のことは完全に棚上げして、意識の外に出してください。

「そんなことはできない」と苛《いら》立《だ》ちや焦りを感じるかもしれませんが、この一瞬、再就職のことを意識の外に出したからと言って、結果が変わることはあり得ません。

ほんの一瞬でよいのです。

何かに心から笑うことでもよいし、おいしいお茶を飲むことでもよいでしょう。「空がきれいだな」と感じるだけでも十分です。

本を読んだりするのもよいことです。

でも、注意していただきたいのは、「この本を読んでおけば就職の役に立つかもしれない」などという動機が少しでもあるのであれば、やめたほうがよいということです。

ここでの目的は、あくまでも「再就職」を中心に回っている人生から一瞬でも解放されること。就職の役に立ちそうなことは敢《あ》えて避けるようにしてください。

自分以外のことに意識を向けてみよう

「楽しむ」とは違う感じがするかもしれませんが、身の回りをちょっと片づけることもお勧めです。「部屋を大掃除する」などという目標を立てないでください。

そのような目標は、簡単には達成できないものですから、「自分は片づけもできないダメ人間だ」という感じ方を生み出してしまいます。

それよりも、ただデスクの上をちょっと整頓する、出しっぱなしのものをしまう、など、ちょっとした「きちんと感」が得られれば十分です。

あるいは、脱いだ靴を揃えるなどというのもお勧めです。

案外効果的なのが、人を助けること。お年寄りの荷物をちょっと持ってあげることでもよいし、視覚障害を持つ人を導いてあげるのでもよいのです。

人のことに意識を集中させることで、自分の悩みを完全に忘れる瞬間を持つことができます。「楽しむ」ということが難しい方にはお勧めの方法です。

人を助けると温かい気持ちになりますし、自分には人を助ける力があると知ることは、無力感から脱出するきっかけも作ります。

ほんの一瞬でも、自分さえその気になればいつでもホッとする時間を持てる、ということを知ることは大きな力になります。

これは、運命の被害者から脱するための一つの方法です。

「再就職できない限り、自分がホッとすることなどあり得ない」と自分を追い込んでいるときとは明らかに違う感じ方になるのです。

幸せな「現在」が、幸せな「未来」を作る

こんなことは気休めにすぎない、再就職が決まらなければ本質的な解決にはならない、と思われるでしょうか。

もちろん「再就職すること」を目的に置けば、再就職しない限り本質的な解決にはならないでしょう。

しかし、人生の幸せ感を決める因子《いんし》は、それだけではないはずです。

そもそも再就職したところで、その職場が倒産するかもしれないし、リストラさ

れるかもしれないのです。

再就職は必ずしも最終ゴールになるわけではないでしょう。

それよりも確実なのは、幸せな一瞬一瞬を積み重ねていくこと。

未来は現在の延長線上にあります。

幸せな現在の一瞬を持ち、次の一瞬も幸せに過ごし、という意識で生きていくと、ずっと幸せでいられますし、幸せな未来を実現することができます。

「再就職できるだろうか」という未来のことばかり思い煩《わずら》ってしまうと、「現在」が死んでしまいます。

現在は幸福な未来を作るための単なる「待機期間」になってしまい、事実上空洞化してしまうのです。「再就職さえできれば……」とあらゆることが「保留」になってしまいます。

しかし、何かを感じられるのは現在のみ。

まだ来ない未来を思い煩って真っ暗になるのか、とりあえず現在幸せを感じてそれを次の瞬間へとつなげていくのか。

視点を「未来」に置くのか、「現在」に置くのかは、自分で選択できるのです。

もちろんそうは言っても、未来が不安になるのは、衝撃を受けたときには人間として当然の反応です。

「未来への心配を完全に手放さなければ」などと完璧主義的に考えてしまうと、それができない自分を責めることにもなってしまいます。

ある瞬間を選んで、「今だけはやすらかな心でいよう」と決めれば、それで十分です。そんな自分を、だんだん好きになっていくはずです。

ポイント

未来によって、現在を乗っ取られないようにしよう

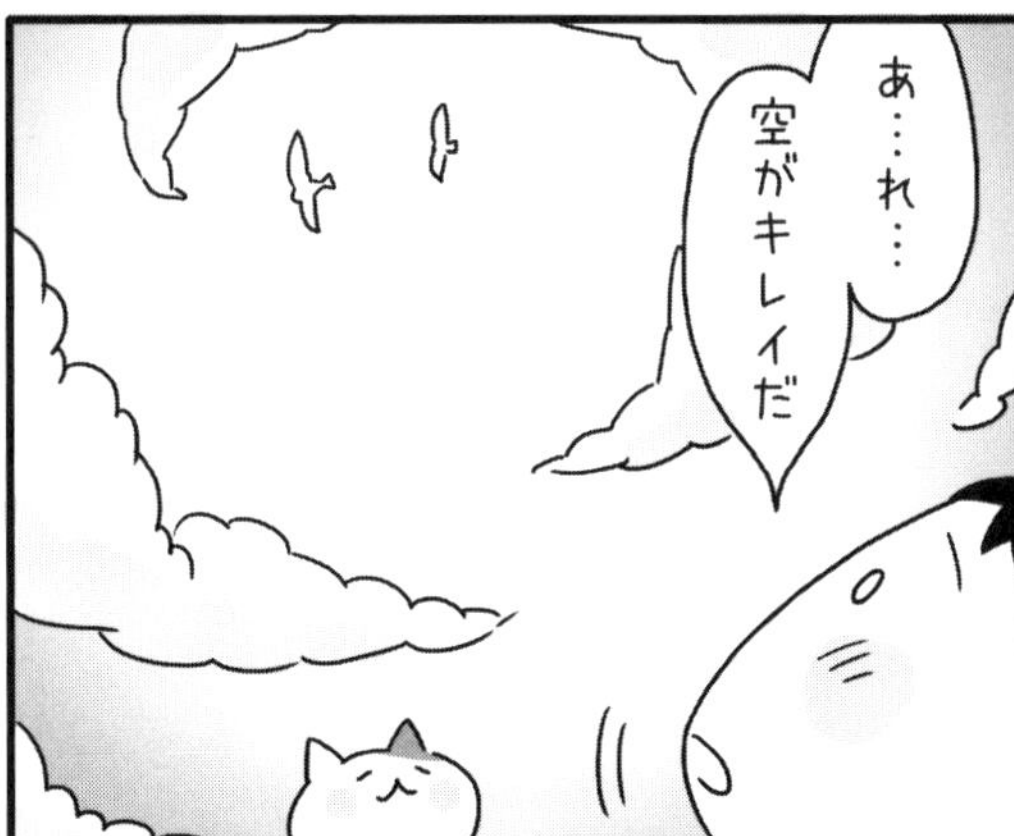
あ…れ…
空がキレイだ

3 自分が何を目指せばいいかわからないとき

目標を持てない状態のときはどうすべきか？

次のような感じ方も、基本的には衝撃への反応です。

例11

今現在、ニート。仕事をしなければいけないというのは頭の中でわかっているが、前の会社でミスを繰り返して自分を追いつめたり、失敗したりしたときから人間関係のトラウマが抜けず、仕事をすることが怖い。

将来に向かって何を目指せばいいのかわからない……。

仕事につかなければミスを繰り返して傷つくこともないわけですから、仕事をすることが怖い、という状態になるのも衝撃への反応として理解できます。

もう一つ、「何を目指せばいいのかわからない」という感じ方も、衝撃を受けたときに典型的なものです。

実は、多くの人が、案外「何となく」生きているものです。これは決して悪いことではなく、多くの人にとっての日常のあり方なのだと言えます。

そして、そうやって日々をこなすだけの日常が、「まあ、何とかなるだろう」という当たり前の感覚を支えていることも事実です。つまり、何かを目指さなければ生きていけない、という感じ方のほうが、非日常的なのです。

衝撃によって「ただ日々をこなす」という日常から分断されてしまい、「何を目指したらよいのかわからない」という感じ方が生まれた、と考えるとわかりやすいと思います。

日々をこなして足下を固めよう

つまり、戻るべき点は「ただ日々をこなす」ところ。

「安定した収入を得なければ」「一人で生活できるようにならなければ」という目標に向かって前のめりになるのではなく、仕事の内容は問わず、とにかく仕事に通うこと。失敗はしても、毎日仕事に行って帰ってくる、という基本的な生活を送ることが現時点に適した目標でしょう。

これは、「何かを目指す」のではなく、「とにかく足下を固める」ということです。足下を固めながら、一歩一歩進んでいけば、「とにかく前進してきた自分」にだんだんと自信を持つことができるようになり、「まあ、何とかなるだろう」という感覚が取り戻されてくるはずです。

これを具体的な生活に当てはめてみると、**「先のことを考えない」「今日一日だけを生きる」**ということになります。今日一日でも不安になる人は、「午前中」「18時まで」「今やっていることだけ」などとさらに細かく区切ってもかまいません。

「目標」は作らない、「希望」でいい

そうやって「ただ日々をこなす」ことができるようになれば、自ずと「もう少し収入を増やしたい」「実家を出たい」と、その時期にあった希望が出てくるものです。

これは「希望」であって、「目標」ではない、というところがポイントです。

「ただ日々をこなす」中で、不自由や不満があると、「次に進みたい」と思うのです。

これは人生の軌道《きどう》をすっかり見失ってしまっているときに「どこを目指したらよいのか」と途方に暮れる場合とは全く違う感じ方です。

自分が歩んでいる道を「もう少し改善したい」と思って微調整するのか、そもそもどこを目指したらよいのかがわからずにがむしゃらに何かを目指すのか、というのは明らかに違うことです。

前者の場合は、あくまでも現在の延長線上に位置づけられるもので、うまくいかなくても「まあ、そのうち何とかなるだろう」というところに戻ることができますが、後者の場合は、全く独立した「点」のように突飛なもので、うまくいかないと「もうおしまいだ！」と絶望してしまいます。

ポイント

何かを目指すのではなく、とにかく足下を固めてみよう

4

家族に自分の時間を奪われていると感じたら……

家族の問題とどう向き合うか

介護や育児など、逃れようのない家族の状況の中で心身ともにボロボロになってしまうと、本当に「出口が見えない」と感じがちです。そんなときには、どのような心の姿勢でいると楽になるのか、見ていきましょう。

例12

仕事が忙しいのに加えて、病気になってしまった親の介護で、自分の時間が全くとれず、身も心も疲れてしまった。

「こんな生活がいつまで続くのか」「終わりはあるのか」「自分の人生とは一体何なのか」……など、焦りのような報われない気持ちになってしまう。

介護は、終わりが見えない、一人で抱え込みやすい、というような理由からうつ病などにつながりやすいと言われています。

実際に、「出口が見えない」、「自分一人で対処しなければならない」、「やらされている感」と、心がボロボロになる特徴が揃っていますね。

これらは、子育てなどについても言えることです。

子どもは成長していきますので、基本的に事態が悪化していく介護とは異なるところもあるのですが、孤立した子育ての場合、自分の時間が全くとれず、身も心も疲れてしまう、「自分の人生とは一体何なのか」と感じる、といった点は同じです。

また、子育ても自分一人で抱え込みやすいですし、孤立した子育ての中では閉塞的な状況からの出口も見えないでしょう。

孤立した子育てにも、心をボロボロにする特徴が揃っているのです。

そして、「こんな生活がいつまで続くのか」「終わりはあるのか」「自分の人生とは一体何なのか」という感じ方は、まさにボロボロな心の症状と言えるものです。

これらの感じ方は、心がボロボロだということを示しているにすぎないものですので、問いに一つ一つ答えを出すのではなく、心がボロボロな現状から抜け出すことを考えましょう。

そのポイントとなるのが、**「自分の時間が全くとれず」**というところ。

確かに、仕事と介護・子育てはどちらも時間をとられるものですし、その両立は事実上生活時間のほとんどを奪ってしまうでしょう。

もちろん、物理的に確保できる「自分の時間」は万難を排しても手に入れたいものです。公的施設を使っても、頼みにくいきょうだいや親戚に頼んでも、少々のお金がかかっても、仕事を休んででも、とにかく作れるだけの「自分の時間」は作ったほうがよいに決まっています。

それとは別に、ここで注目したいのが「自分の時間が全くとれない」という感じ方です。実は、この感じ方についても、自分が拍車《はくしゃ》をかけてしまっている部分があり、ある程度改善可能なのです。

「自分の時間がない」＝任せられない心

その「拍車のかけ方」には大きく二通りあります。

一つは、「自分の時間」を確保することを妨げる、というものです。

「自分の時間を持つように」という助言は、このような状況に追いつめられてしまった人たちに対していろいろなところでされています。

しかし、実際にそれがうまく機能していないことが多いのは、問題の本質が物理的な側面にあるのではなく、**義務感や罪悪感、あるいは「任せられない心」のために、「とても自分のために時間を使っていられない」と感じてしまっていること**にあるからだと思います。

家族を放って遊びに行くことが「悪いこと」だと思えたり、仕事に少し手を抜くことを「悪いこと」だと思ったり、という具合に、です。

ヘルパーやベビーシッターを頼んでいる場合でさえも、「ちゃんとやってもらえるだろうか」と家のことが気になったりするのです。

この心の背景には、「家族のことを一番わかっているのは自分。最も適切な世話ができるのも自分」という思いがある場合が多いのです。

これらの「拍車のかけ方」は、「持続可能な介護をしなければ共倒れになる」という現実を認識することによって、乗り越えていくことができると思います。

「この瞬間」だけは完全に自分のものにしよう

もう一つの「拍車のかけ方」は、常に「自分の時間が全くとれない」という思いで自分を縛りつけるというもの。

これは、自分の全生活を「自分の時間が全くとれない」という目を通して見る、という形で起こってきます。

実際には、「この瞬間」の主役になることは可能です。「今の瞬間だけは楽しめる」という感覚を持つことは、いつでも可能なのです。

要介護状態の親はいろいろと要求が多いかもしれませんし、手のかかる時期の子育ても大変なものです。それに加えて仕事もいっぱいいっぱいかもしれません。

でも、「今この瞬間」だけ、それらを脇に置いて、完全に「自分の時間」にすることは可能なのです。

142ページでお話ししたように、おいしいお茶を飲むなど、自分のための小さな何かをしてみましょう。それすら時間的に無理であれば、例えば介護にいつもよりも心を込めてみる、いつもと違った意識でやってみる、というのも、時間の主役になる一つの方法です。

そんな瞬間には、吸い込む空気の質すら違って感じられるはずです。

そうやって、短時間でも時間の主役になると、慢性的な「やらされている感」からの脱出が可能となります。

また、次の瞬間にはいろいろと要求されて「やらされている感」が戻ってきてもかまわないのです。

自分が決めれば、ある瞬間の主役になれる、ということを知っておくことは大きな力になります。物理的にコントロールがきかないときほど、精神的に「時間の主役」になることを意識すると効果的です。

ポイント
今この瞬間だけでも、自分の「時間の主役」になると決める

5

不本意な変化を乗り越えるコツ

「自分の価値が落ちた」と感じられる変化のとき

心がボロボロになりやすい一つのタイミングが、大きな変化のときです。

例13

勤めていた会社が業績悪化で、整理解雇（リストラ）された。一生懸命に仕事をしていたのに悔《くや》しくてたまらない。就職活動もうまくいかず、結婚を約束していた彼女からも別れ話を切り出された。

リストラされることは、それ自体が衝撃であると同時に、間違いなく、人生における大きな変化の一つです。

また、変化の性質が、「自分の価値が落ちた」と感じられるようなものだと、それだけ乗り越えるのは難しくなることが知られていますが、リストラはまさしくそのような性質のものだと言えるでしょう。

変化を前向きにとらえられないときには、「なぜ？」と、現実を認められない気持ちでいることが多いものです。

もちろん会社側には業績悪化など「なぜ？」に対する答えはあるのですが、それを聞いたからといって納得するようなものではない、感情的な「なぜ？」なのです。「あんなに一生懸命頑張っていたのに、なぜ？」と思ってしまうのです。

すると、そこで時計の針が止まったようになってしまいます。

物理的な時間は経っていても、心の時間は止まっているので、新たな方向に前進できないのです。

これは実際には「（変化後の）現在の生活がうまくいかない」という形で感じられることが多いものです。心は過去の変化の時点に立ち止まったままで、現在の生活に適応しようとしているのですから、うまくいかないのも当然です。

単に「現在の生活がうまくいかない」ということだけが感じられて、それが過去の変化の未消化によるものだということは自覚されていない場合も多いものです。

現在のストレスをよく検討しているうちに、実は自分はまだ過去の変化を乗り越えていないのだと気づくことも少なくありません。

いくつもの問題は、実は一つの問題の複数の側面であることも

変化のときには、身近な人との関係性も歪《ゆが》んでしまいがちです。**変化に適応する際にはどうしても余裕がなくなるので、それを身近な人によく理解しておいてもらわないと関係性がずれてきてしまうからです。**

変化そのものへの適応にも苦しんでいるのに、こんなときほど支えてほしいパートナーからも見捨てられるのは、まさに「踏《ふ》んだり蹴《け》ったり」の事態に見えます。しかし、実は「変化そのものへの適応に苦しんでいること」と「彼女からの別れ話」には関係がある場合が多いので、状況をよく見る必要があるでしょう。

パートナーの不満が以前から積み重ねられたものであれば、今回のリストラは単なるきっかけにすぎないかもしれません。

しかし、今回の別れ話が最近の状況を反映したものであれば、まだ取り返すことが可能です。

リストラを機に、すっかり内向きになってしまい、何をやりたいのかがわからないという男性に、「ついていけない」と思う女性は少なくないのです。

彼側から見れば、「リストラされた」悔しさや無力さにばかり目がいきがちですが、そんな彼は彼女から見ると「心が通わない」と感じられるもの。

彼女はリストラされた彼を心配してあげたり、結婚に向けての不安を抱えていたりするのに、彼は自分のことしか考えておらず、いろいろな思いを抱えている彼女をないがしろにしているようにすら見えることがあるのです。

彼から見れば「別れ話を切り出された」原因はリストラそのものだと思われるようなときでも、彼女から見れば、リストラそのものではなくそれに伴う彼の態度のほうが別れを決意させる原因になる場合も少なくないのです。

非常事態は、関係性を改善するチャンス

このように、何らかの変化を機に親しい人との関係が悪化する、という構造は、それまでの関係性が伏線にある場合でも同じです。

もともと相手の独りよがりなところが気になっていた場合、このような事態にお

いて、「やっぱりこの人はこういう人なのだ」と裁定を下すこともあります。

逆に、非常事態の扱い方を見て、人間性を見直すということも起こるのです。「今回のリストラを自分の人生の中でこう位置づけている。再就職に向けてやっていこうと思っているのはこういうことだ。いろいろと心配をかけて悪いと思うけれど、支えてもらって感謝している。これからも一緒にやっていこう」と本人が明確にしてくれるだけで、「独りよがりな人だと思っていたけれども、困難に直面したらむしろ人間的に成長してくれたのだ」と安心してくれるかもしれません。

変化の際、「踏んだり蹴ったり」に見えるときには、それらの間に関連があるのではないか、ということを考えてみると事態が開ける場合があります。

自分が変化を経験している間、身近な人も「変化を経験中の自分」という変化に直面しているからです。

ポイント

自分だけでなく、身近な人も変化に直面していると考えよう

6 グズグズ言うことで、人は前進する

「グズグズ言うのは悪い」は迷信

変化に適応するためにまず必要なのは、変化に伴う感情を感じ尽くすことです。

自分に大きな変化が起こった場合は、「なぜ？」と、驚きや怒りを感じています。

それまで一生懸命やっていたのに認められなかったという思いは、あまりにも衝撃的な驚きをもたらしますし、腹立たしくもあるでしょう。

今までの自分の努力が否定されたように感じるからです。

ところがこれらのネガティブな感情は、「いつまでもそんな感情を引きずっていたら進歩がない」「グズグズ言っていないで、次の仕事を探さなければ」というような思いの中、驚くほど軽んじられているものです。

本人はそれらの感情を手放せずにいても、周りの人が「いつまでもそんなことば

かり言っていないで」と先に進むことを求め、感情に封印をしてしまうこともあります。いつまでも前のことをグズグズ言っていると、新たな役割への適応が妨げられると思ってしまうからです。

しかしこれは全くの「迷信」です。前のことをグズグズ言うことで、人は前進するのです。

自分が失ったものは何なのかを感じることも大事

グズグズ言うことには、二つの効用があります。

一つは、自分の感情を受け入れること。変化のときの感情は、前進のための道しるべのようなものです。

変化のときには、必ず何らかの喪失《そうしつ》がありますが、2章でお話ししたように、何かを失ったときには、「悲しみのプロセス」が必要です。

これは、悲しみだけでなく、後悔や憤《いきどお》りも含むことが多い感情的なプロセスですが、何らかの喪失を受け入れて前進するためには、「感じていく」ことがとても大切なのです。

なお、「何かを失う」というとき、失うのは「何か」だけではありません。それに伴う多くのもの（当然のこととして期待された未来や、その立場に伴って得られていた人間関係など）も同時に失います。

これらの「付随する喪失」のほうが、むしろ大きな喪失感をもたらす場合もありますので、**丁寧に感じていくことは、やはり自分に対する丁寧なケアなのです。**

感じるのは頭の中でも可能ですが、どうしてもブレーキがかかりがちです。

衝撃の中、「足りないところ」探しが始まってしまい、「こんなふうに感じる自分は弱いのではないか」「相手だって悪気があったわけではないのだし、それに対して憤りを感じるなんて、人間として小さいのではないか」「こうやって感情的になっていること自体が未熟なのではないか」などと、ただ感じる自分すら許さないことになってしまう場合も少なくありません。

人に感情のブレーキを外してもらおう

人に話せば、そのようなブレーキを外してくれます。

「一生懸命やっていたのに、本当にひどいね」「人材の価値がわからない会社だね」「怒って当たり前だよ」などと言ってもらえれば、自分の感じ方を肯定してもらえますから、安心して感情的なプロセスを前進することができます。

そんな中でだんだんと「そろそろ先に進もうかな」と素直に思えるようになってきます。これは感情にふたをして「前進しなければ」と思っているときとは全く違い、「頑張りすぎ」ではなく「頑張り」につながるものです。

「グズグズ言っていないで」と周りの人がプレッシャーをかけてくるようであれば、変化を乗り越えるために気持ちを話すことの効用をきちんと説明してあげればよいでしょう。

周りの人たちは、「こんなことで大丈夫だろうか」という不安から「グズグズ言っていないで」と言うことが多いものですから、本人がその効用をわかって敢えてやっているということを知れば、むしろ安心して聞いてくれるでしょう。

ポイント

自分で自分の感情を味わい尽くそう

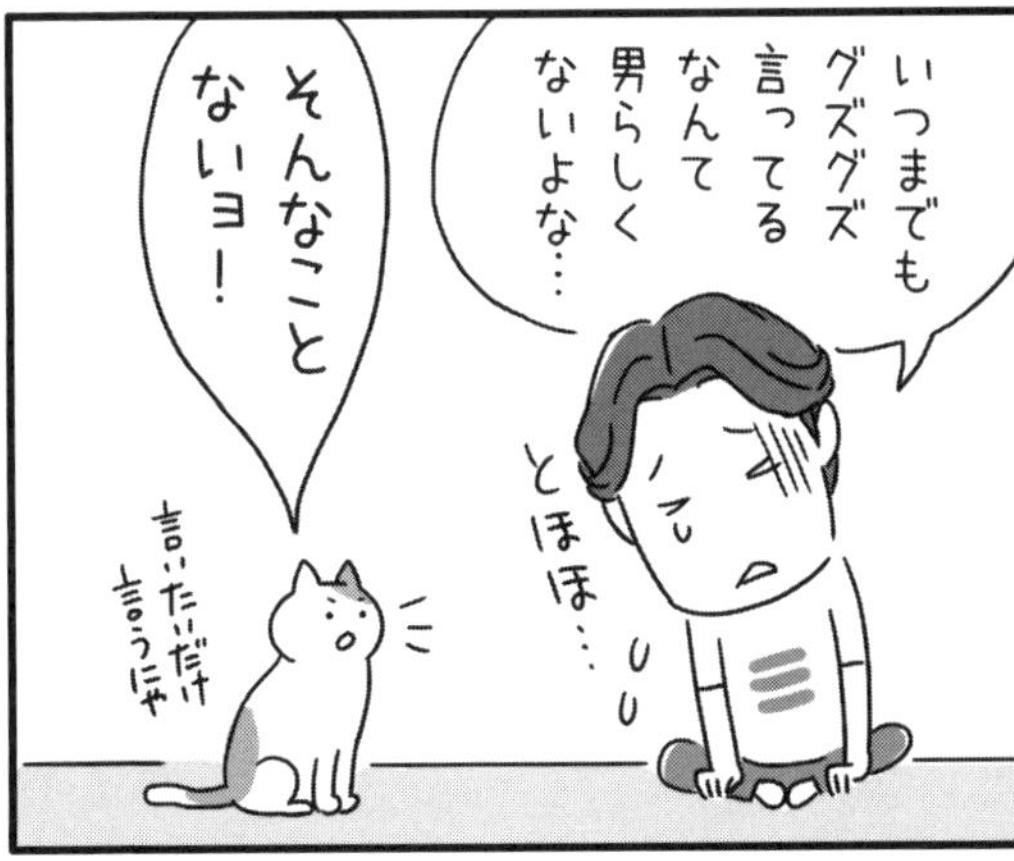
いつまでもグズグズ言ってるなんて男らしくないよな…
とほほ…
そんなことないヨ！
言いたいだけ言うにゃ

7 感情を話すことで関係が豊かになる

人から支えてもらっているという感覚が大事

グズグズ言うことのもう一つの効用は、人から支えられているという感覚が持てること。

大きな変化を乗り越える際には、人に支えてもらうことが本当に役立ちます。**自分自身が一時的に道を見失っているようなとき、支えてくれる人は安定した大地を提供してくれます。**

それは、「この人が支えてくれるから大丈夫」という感覚にとどまらず、「こうやって支えてもらえる自分は大丈夫」という感覚にもつながっていくものです。

また、変化の際には物理的にいろいろとサポートしてもらう必要がありますから、事情をよく知っておいてもらうことは、相手に不意打ちを食らわさないためにも重要なのです。相手は相手で、サポートの見通しを立てたいものだからです。

グズグズ言うことをよしとせずに相手に事情を話さないでいると、関係のずれが大きくなってしまうことにもつながります。

なお、どんな変化においてもグズグズ言うことの効用は同じなのですが、特にリストラのようなときには、敢えて「グズグズ言う」ことを意識しましょう。

そもそもがリストラされるというのは「恥ずかしい」ことですから、それについての自分の気持ちを話すのは情けないと思う人が少なくないからです。

「男たるもの、仕事のことくらい自分で片をつけるべき」などと思っていて、自分の胸中は語らず、その代わりにアルコールにばかり依存してしまう、などというタイプの男性もいます。そんな姿を見て逆に「弱い」と感じる女性は多いですし、アルコール依存にはプラスアルファの問題が多すぎます。

勇気を持って、相手に自分の気持ちを話してみよう

少しの勇気を出して胸中を話したほうが、はるかに事態を前進させますし、支えてくれる人との関係性も豊かなものになります。

「自分の気持ちなど、同じ体験をした人にしかわかるはずがない」と思うかもしれません。それももちろん一面の真実です。

でも同時に、一生懸命やっていたのに突然裏切られた、その後もいろいろとうまくいかず今後の見通しが全く立たない、というような**衝撃的な変化に直面したときに人の心に起こる一連の反応は、多くの人に共通したもので、理解可能なのです。**

気持ちを素直に話すことによって、「大変なんだね」と共感的になってくれるパートナーは案外多いものです。

それでも共感してくれない相手であれば、今後の人生のパートナーとして関係性の改善が望めるのかどうかをよく検討する必要があるでしょう。

ポイント

自分が道を見失ったときほど、支えてくれる人を大切に

5章　こうすれば、「本来の自分」を取り戻せる

―自分を粗末にしない考え方・生き方

1 「ノー」と言えない自分を何とかしたい……

「ノー」と言えないのは当然のこと

職場の人たちのペースに振り回されてボロボロになっている人の中には、「被害者パターン」に陥《おちい》ってしまっているケースがあります。

例14

同僚や後輩がいつもギリギリで厄介《やっかい》な仕事を頼んでくる。仕方ないので自分の仕事を中断してやるが、自分の仕事が遅れ、たまってしまう。なんだかいいように使われている自分を変えられない……。

この例に出てくる「同僚や後輩」は、確かに困った人たちです。こんな人たちのペースに振り回されていては、ボロボロになってしまいますね。

「いいように使われている」というのは、まさに被害者のパターンです。困った現状を変えられない、というときには、「何を期待して現状にとどまっているのか」と、自らに問いかけてみようということを前にお話ししました。

このケースでその問いに敢《あ》えて答えるとすれば、「相手の依頼を嫌がらずに引き受けてあげても、相手が、自らの行動は不適切だと心から反省し、仕事の仕方を変え、人にギリギリで厄介な仕事を頼むのをやめること」となるのでしょう。

しかし、それはもちろんすぐには実現しそうもないレベルの話です。

また、ここまでのパターンを相手の立場から見てみれば、いつもギリギリに頼んでも引き受けてくれる、という事実が、「ギリギリでも嫌がらずに引き受けてくれる人がいるから」という認識を生み、現状を持続させているというのも、まあ仕方がないと言えば仕方のないところでしょう。

「ギリギリで厄介な仕事を頼まれてもやってあげる」という行動が相手に伝えてしまっているのは、「私はギリギリでも嫌がらずに引き受けてあげる人です」ということ。

もちろんその姿勢自体に問題があるわけではありませんが、それを、実際には自分の仕事を遅らせてためてしまい、無理を重ねながらやっているのであれば、立派な「被害者」です。

本人が「いいように使われている」と言っている感覚こそ、被害者意識。被害者意識は心をボロボロにしていきますから、パターンを変えていく必要があります。

「断る」のではなく「自分の事情を伝える」

このようなパターンはよく「断れない」「ノーを言えない」などと問題視されるものです。

この頃では一般に、「断る」「ノーを言う」ことが有能な人間の証であるかのように言われることもありますが、実際にはそんなことはないと思います。

きっぱりと断っている人、きっぱりとノーを言っている人は、やはり社会にうまく適応していないことが多いからです。

相手とうまくやっていきたければ、やはり「断らない」「ノーを言わない」ほうが無難だと思う感じ方は、決して異常ではないと思います。

「断る」「ノーを言う」というのは、相手とのつながりを分断する概念だからです。誰だって断られたりノーを言われたりすれば、多かれ少なかれ不快を感じるはずです。

しかし、だからと言って「自分がもっと我慢すれば」「自分がもっと犠牲を払えば」と、「頑張りすぎ」モードに入ってしまうのはもちろん問題です。

なぜ、断れば問題となり、断らないと自分が無理をする、という「出口のない」構造になってしまっているのでしょうか。

それは、この問題を「断る」「ノーを言う」話として見てしまっているからです。何か嫌なことを頼まれてどうしようかと考える、という構造そのものが、すでに被害者意識の始まりだと言えるのです。

被害者意識を脱却するために

最初から被害者意識で全体をとらえてしまうと、被害者でいる以外の「出口」がなくなってしまうのも無理はありません。

ではどうとらえればよいのでしょうか。

仕事が間に合わなくなっている、というのはあくまでも相手の事情です。そして、こちらにも事情があります。

自分の事情を考えれば相手の要求に応えることはできなくても、相手の事情に共感的に寄り添うことくらいはできます。

具体的には、相手の事情を聞いたら、「そうか、大変だね、手伝ってあげたいけど、こっちも○○でいっぱいいっぱいなんだ」と言えば、自分の事情も伝わるし、相手への思いやりも伝わります。

つまりこれは「断る」「ノーを言う」ということではなく、「(自分にも事情があって物理的には助けてあげられないけれども)できれば助けてあげたい気持ちがあるよ」と伝えている、ということなのです。

ここには「被害者性」は全くありません。

こんなふうに優しく言えば、基本的に角《かど》は立たないでしょう。

もちろん相手はパニックになっていますから、何かしらのネガティブな反応は予想できます。でもそれはパニックになっている間のことで、いつまでも長引く性質のものではないはずです。

この程度のことを根に持つ人だとしたら、かなりの「難しい事情を抱えた人」。そういう人に対しては、機嫌をとろうとするよりも距離を置くほうが適切な戦略でしょう。

ポイント
他人の「被害者」でいるのはもうやめよう

2

なぜ、自分より相手を優先してしまうのだろう？

相手の事情を優先してしまう心理とは？

さて、こうやって見てくると、相手の事情に対して自分の事情を穏便《おんびん》な形で伝える、というのは何の問題もない、ごく常識的なことのように思えます。

ご紹介した言い方も、多くの人にとってそれほどハードルが高いものではないでしょう。

ハードルが高いと感じる方は、単に「ごめんなさい、本当はお手伝いできれば、と思うのですが、私は無能で本当に余裕がなくて……」というように、もう少しだけ謙虚《けんきょ》な言い方に変更すればよいでしょう。

伝えたいこと、つまり、「余裕があれば手伝ってあげたいんだけどね」というところは変えずに、**「謙虚度」を調整していけばよいだけ**の話です。

このあたりはご自分のキャラクターに合わせてアレンジしてみてください。

それにしても、こんなに簡単なことが、なぜ多くの人にできないのでしょう。

もちろんこの全体を「断る」「ノーを言う」という枠組みで見る時点で、多くの人が「無理」と感じる、というのはわかります。

でもそれだけでなく、自分の事情よりも相手の事情を優先させてしまう、という人は多いと思うのです。

「頑張りすぎ」の人は、自己肯定感が低い

自分のほうは我慢してしまうけれども相手には我慢させない、という姿勢の人は案外たくさんいるものです。

これが我慢の「頑張りすぎ」である人は多いですし、さらに顕著《けんちょ》になると「自分の希望は、他の人の希望よりも格下」というような感覚になってしまうこともあります。

これは自己肯定感の低さを反映したものです。

人間としての自分を、他人よりも価値が低いと感じてしまうのです。

なぜそんなふうになってしまうのかと言うと、多くの場合、生育過程で批判や過干渉にさらされ続けた、などという背景があるものです。

批判や過干渉は、「ありのまま」の否定に他なりません。「ありのままの自分ではダメ」というメッセージを受けていくと、当然、自己肯定感は下がるものです。

ですから、「○○したい」とは思うのだけれども、そんな希望を持つことがおこがましい、ましてやそれを人に伝えるなんて考えられない、と思ってしまうのです。「○○したい」と思う自分の「ありのまま」を肯定することができないからです。

希望を持つことがおこがましい、などと思うほど我慢が顕著になると「自己肯定感の低さ」として認識することが可能だと思いますが、それほどでもない「我慢の『頑張りすぎ』」であっても、「自己肯定が足りない」という要素は多かれ少なかれ見られます。

「頑張りすぎ」のもとには、「十分に頑張らなければ、人間として認められない」という感覚があるからです。

これは「頑張らない自分はダメ」ということであり、ありのままの自分を肯定できていない、自己肯定感の低さなのです。

ですから、「頑張りすぎ」への取り組みは、実は、自己肯定の道でもあります。**「自分は十分に頑張っているのだ」と思えること、それこそが自己肯定です。「どれほど頑張っても足りないと感じてしまう心」を手放して、**
その積み重ねの中で、自己肯定感は高まっていくものです。

なお、ここでお話ししていることは、「形」としての「相手に譲《ゆず》ること」とは別の話です。

被害者意識からではなく、本当に自分がそうしたいから相手に譲る場合ももちろんありますし、そんな場合には自己肯定感の問題はもちろんありません。

ポイント
自分は十分に頑張っていると認めると、自己肯定感が高まる

3

「評価される対象」から「感じる主体」になろう

他人からの評価を気にしてしまう心

それにしてもなぜ私たちは自分のことを大切にできないのでしょうか。

一つには、「人からどう思われるか」をそれほど気にしている、ということがあるでしょう。「思いやりが足りない」「我慢が足りない」などと思われたくないのです。

私たちの実に多くが、他人からの評価を気にしています。

それは仕方がないことで、小さい頃から他者による評価を気にするように育てられている人が多いからです。

「思いやりが足りない」「我慢が足りない」などと直接評価を下されている場合も多いですし、「そんなことでは人からどう思われるか」などという形で評価を意識するように仕向けられている場合も少なくありません。

もちろんこれは悪意ではなく善意によって行われることが多いのですが、その意図はどうであれ、結果として、「感じる主体」としての自分ではなく、「評価される対象」としての自分を意識しながら育つことになってしまいます。

「頑張りすぎ」はもちろんこのことと関係があります。

「どれほど頑張っても足りないと感じてしまう心」とは、「評価される対象」としての感じ方だからです。


感じる主体であれば、頑張る楽しみや達成感を感じることができますので、「十分頑張った」と思えるのです。

「ほめ方」によっても違ってくる

「足りないところ」を指摘される形で育てられてきた人は多いものです。

この背景には、「人間は『足りないところ』を指摘しないと成長しない」という迷信があるでしょう。

実際には、「足りないところ」を指摘することによって得られるものは「頑張りすぎ」にすぎません。自分の力を本当にのびのびと発揮するためには、そのやり方ではダメなのです。

「ほめて育てる」というやり方ももちろん最近では肯定されてきていますが、その「ほめ方」によっては「頑張りすぎ」を作ってしまうこともあります。

「評価される対象」としてのほめられ方をしてしまうと、結局は「頑張りすぎ」につながってしまうのです。

例えば、「よい結果」をほめる、ということをされると、「次にもほめられるようにもっと頑張らなければ」「絶対に手を抜けない」などと感じがちになります。

これは、本人をほめているのではなく、「よい結果が出せた」ということを評価しているにすぎないからです。

判断基準を「自分の感じ方」に置こう

同じほめるのでも、「よく頑張ったね。あれだけ頑張ったのだから、成績がよくて嬉しいでしょう」というほめ方であれば、結果は二次的なものにすぎず、本人の頑張りが尊重されていることがわかりますので、「結果はどうであれ、頑張ってい

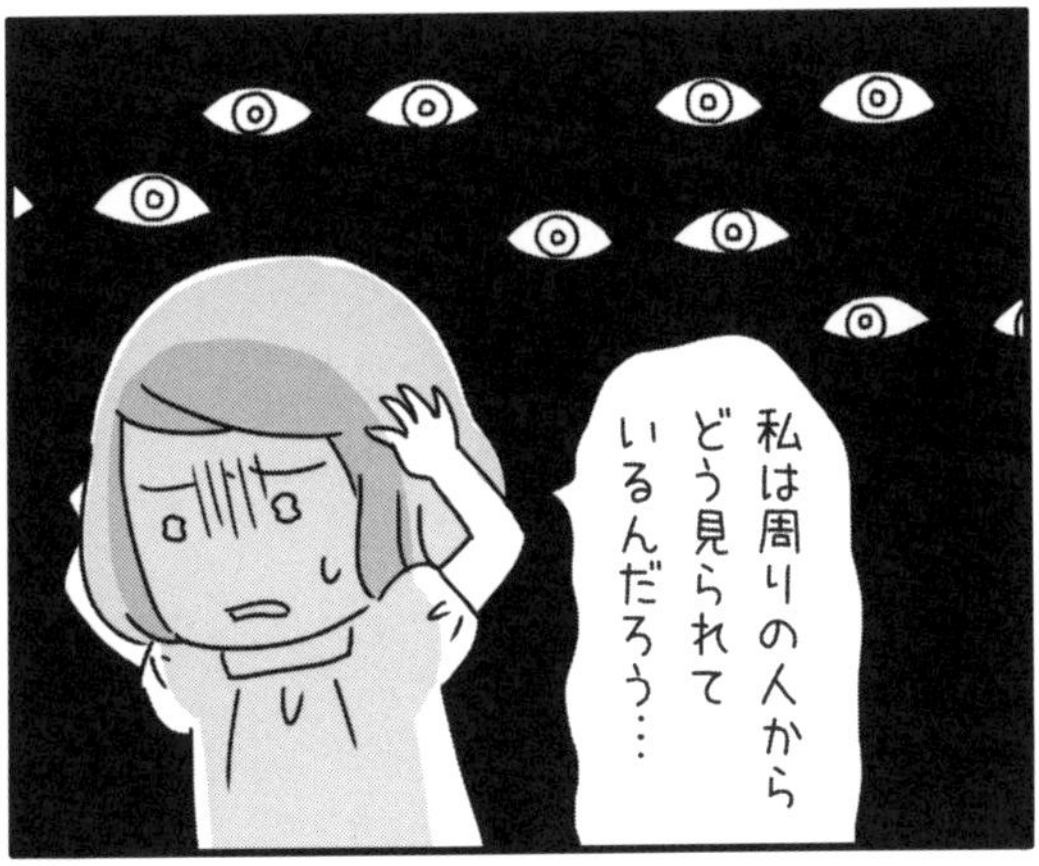
私は周りの人から
どう見られて
いるんだろう…

ることを人は見ていてくれるんだ。自分はこれでよいのだ」と思えるのです。

こうやって「感じる主体」が育ち、人間としての自分の軸が作られていくのです。

周りから「足りないところ」を指摘されて育ってきた人は、何かを判断する基準を「自分の感じ方」ではなく「周りの目」に置くところに特徴があります。

自分から見て十分と感じることよりも、「周りから見たときに『足りない』ところがあるのではないか」ということを優先させてしまうのです。

ですから、他人から理不尽な要求をされたときにも、「そんなことを引き受けたら自分がボロボロになってしまう」という感じ方よりも、「ここで断ると、冷たいと思われるのではないか」「ここで断ると、使えないと思われるのではないか」などと他者の評価を気にしてしまうのです。

もちろんこれは「頑張りすぎ」につながり、心をボロボロにしていきます。

ポイント

周りの目ではなく、自分の目でものごとを見よう

4 「報《むく》われない」「評価されない」と感じるとき

職場の「限界」に巻き込まれないようにしよう

他人からの評価に振り回されてしまうと、自分の価値を低く感じてしまうようになります。

例15

営業係長に昇進、頑張りに頑張って大規模の契約を結び、手柄を上司も社長も喜んでくれた。しかし、その仕事のせいで夜間残業が増え、残業手当のことで文句を言われることに……。頑張っているのに報われない。営業という仕事柄、他の社員に仕事を任せるわけにもいかず、やる気がなくなりそうだ。

これもひどい「被害者」ですね。

会社に明らかに貢献しているのに、まるで「恩《おん》を仇《あだ》で返す」扱いです。何と狭量《きょうりょう》な会社なのだろう、という憤《いきどお》りすら出てくるでしょう。

自分が報われるかどうかを会社に委《ゆだ》ねてしまうと、こういうことが起こってきます。もちろん理想は、会社に貢献した分、きちんと報われること。残業手当も当然の報酬として認められ、残業をしてまで頑張っていることが評価されるべきでしょう。

しかしこの例のように、会社という組織の中では理不尽なことも起こってきます。3章で触れたように、会社という組織にも「限界」があります。

この「限界」度は会社によってさまざまでしょう。いわゆる「ブラックな職場」と呼ばれるようなところは、「限界」がとても多いのだと考えることができます。

会社に評価されなければ自分の頑張りも報われない、ということだと、理不尽な扱いに振り回されて心がボロボロになってしまいますね。

報われないと感じる「被害者」をやめる

まずは、物理的な報酬と精神的な報酬を分けて考えましょう。

物理的に正当な報酬は必要です。残業手当が支払われないなどということだったら、この職場で働き続けることの是非も含めてきちんと考える必要があるでしょう。「組織に認められなくても大丈夫な自分」というのは、何も、ただ働きをする自分ということではありません。

しかしこの例では残業手当は支払われているようですし、問題となっているのはむしろ精神的に報われないことのほうだと言えます。

もちろん、報われるはずだった頑張りが報われなかった、残業手当のことで文句を言われた、というのは衝撃的なことですから、衝撃への反応が起こってくることは当然です。

この会社に就職したこと、上司にほめられながら大手の契約を結んだことなど、自分がやってきたことのすべてが間違っていたような気にすらなるでしょう。やる気がなくなって当然です。

ここまでは、単なる衝撃への反応。それだけひどい衝撃を受けたのです。

そう位置づけることができたら、次は自分を癒《いや》すプロセスに入りましょう。

大きな意味で「被害者」をやめるのです。

自分の価値は、自分が決めるもの

どういうことかと言うと、**自分の価値を他人に決めさせることをしない、自分を認める力を明け渡さない**、ということです。

私たちの一人ひとりが、とても価値ある存在です。

本来「足りないところ」などないのに、「足りないところ」ばかりを見るように育てられたために他者の評価を気にするようになってしまった、ということを前述しました。

これは、自分の価値を他人に決めさせる白紙の委任状にサインをしているようなもの。

でも、自分の事情を本当の意味で知っているのは自分だけ。自分がどれほど頑張っているかを本当に知っているのは自分だけなのです。

自分に「よく頑張った」と言ってあげられるのは自分だけ、ということに気づいてみましょう。

その上で相手の立場に立ってみると、この上司や社長は、急に増えた残業手当を見て衝撃を受けてしまい、つい感情的になってしまった、ということも考えられます。

ネガティブな反応は、困っている証拠。現在の会社側の反応は一時的なものである可能性もあります。

もちろん、本当に人を大切にできない会社だという可能性もあり、そんなときには離職も含めていろいろと考えてかまわないのですが、今の世の中、そうそう条件のよい職場が見つかるとは限りませんね。

「自分の価値をわかってくれない」と会社を変わってばかりいたら、なかなか難しいことになってしまうかもしれません。

どんな環境にいても自分の価値は自分が一番よく知っている、という姿勢を身につけていくことは、社会情勢に左右されずに充実して生きていくための大きな力になっていくのです。

自分の最終的な価値を決めるのは自分自身なのだ、ということだけは見失わないようにしながら、人生の質は、一瞬一瞬の質の積み重ねだということも覚えておきましょう。

4章でお話ししたように、今の瞬間だけは楽しめる、という感覚は、仕事においても積み重ねていくことができます。

職場に正当に報われないということによって現在を台無しにしていくのか、いずれよりよい職場が見つかったら速《すみ》やかに移ることを決意した上で、今の一瞬を充実させていくのかは、自分で選ぶことができるのです。

ポイント

自分に「よく頑張った」と言ってあげられるのは自分自身

5 仕事のプレッシャーとの上手な関わり方

自分でプレッシャーを作り出していませんか？

一生懸命仕事をしている人にとって、仕事のプレッシャーとの関わり方はとても重要です。「頑張りすぎ」の姿勢でいると、本当に自らをつぶしてしまうことにもなりかねません。

例16

営業の仕事をしているが、とても忙しく、忙しい上にトラブル続き……営業のアドバイスミスでお客様に損をさせてしまいかねない……クレームの対応ミスで怒鳴り散らされる……その上ノルマ達成が本当にきつい。
仕事のプレッシャーに押しつぶされそうだ。

この仕事ぶりは確かにストレスフルです。全体的な余裕のなさ、トラブルやクレーム対応による衝撃、というだけでも大変です。

さらに、「お客様に損をさせてしまったらどうしよう」「ノルマが達成できなかったらどうしよう」と、自ら「まだ起こっていない失敗」についての怖れを次々と生み出してしまっているのですから、そのストレスの総量たるや、大変なものでしょう。確かにこれでは近い将来つぶれてしまいそうです。

本当はもっと条件のよい職場に移ればよいのでしょうが、当面ここで仕事を続けるのであれば、せめて、「自分で作り出すプレッシャー」だけはコントロールするようにしたいものです。

つまり、**「もしも○○できなかったらどうしよう」という怖れを手放すようにするのです。**

未来への怖れを手放すコツ

そうは言っても、それは頭ではわかっても実際には難しいもの。どうしても気になってしまいますね。

こんなときにはコツがあります。

それは、「とにかく目の前の仕事に集中すること」。何かの作業であれば、それに心を込めます。

「もしも〇〇できなかったらどうしよう」と結果が心配になったり、他の仕事のことが気になったりしたら、深呼吸して、もう一度、目の前の仕事に集中し直すのです。

これは瞑想《めいそう》修行のようなもので、コツがつかめると、心が確実に楽になるのを感じられるはずです。

人を相手にしているときであれば、その相手のことだけを考えるようにします。「自分はどう思われるだろうか」などという怖れが出てきたら、それを単に脇に置いて、相手に集中し直します。

クレームをつけてきている相手であれば、3章でお話ししたように、「困っている人」として見て、「困っていて大変だろうな。どういうふうにしたら安心してもらえるだろうか」というふうに考えます。

とにかく、自分のことを一切考えずに相手のことに集中するのです。

このように目の前のことに集中すると、結果として未来の怖れから解放されることになります。

そうやってちょっと心に余裕ができると、「もしも○○できなかったらどうしよう」という怖れに駆《か》られ続けていたときとは明らかに違った心の状態になってくるのです。

「もしも○○できなかったらどうしよう」というのは、典型的な、「足りないところ」探しの姿勢。現在に集中してしまえば、そんな怖れが入り込む隙《すき》はなくなります。

また、そうやって現在に集中して丁寧に仕事をすれば、結果として仕事の出来ももちろんよくなりますから、一挙両得《いっきょりょうとく》なのです。

ポイント

目の前の仕事に、とにかく集中してみよう

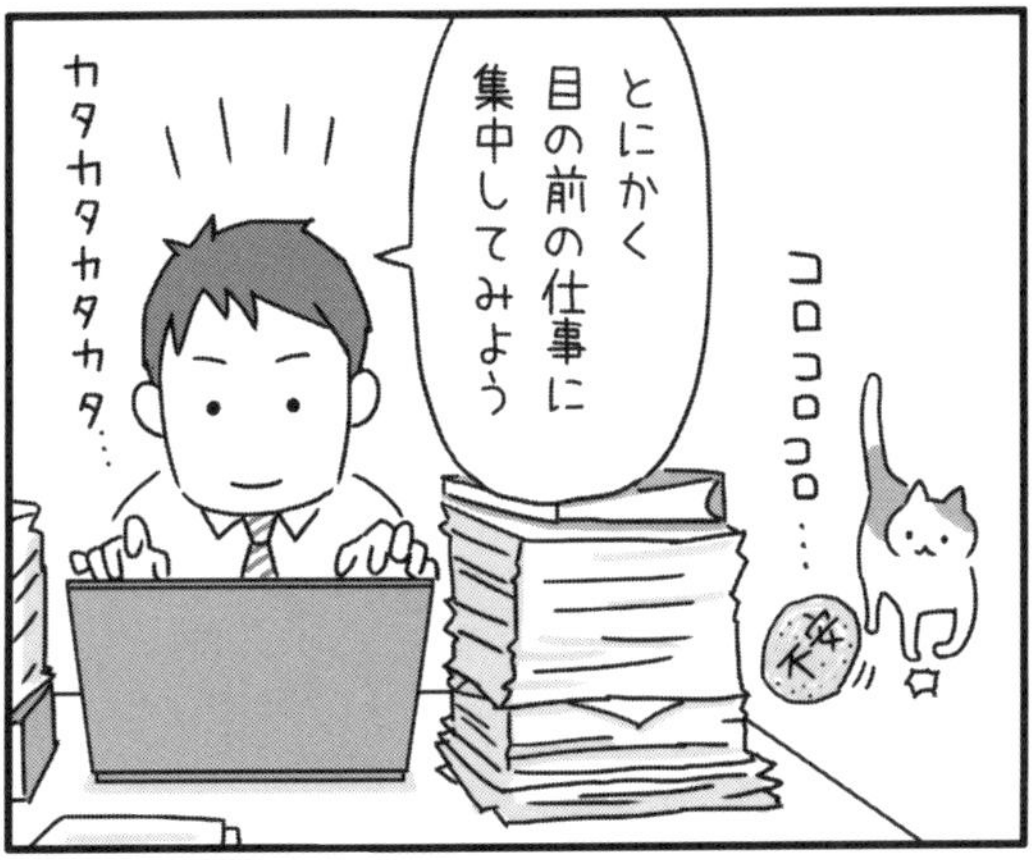
コロコロコロコロ…
不安
とにかく目の前の仕事に集中してみよう
カタカタカタカタ…

6 「何をするか」ではなく「どうあるか」

完璧主義とは、「気を散らしている」現象

実はここに書いてきたことは、**完璧主義の手放し**に関することです。

「もしも○○できなかったらどうしよう」と「足りないところ」探しをする姿勢こそ、完璧主義と呼ばれるものです。

そうやって考えてみると、完璧主義で仕事をすると心がボロボロになってしまうのは当然だと言えます。

しかし、完璧主義の人に「適当にやりなさい」と言っても、まず受け入れられません。

そもそも、誠実に仕事をしようと思っている人に「適当に」と言っても、好ましく受け取られるわけがないのです。

「もしも○○できなかったらどうしよう」と気を散らすのではなく、目の前の仕事に心を込めて丁寧に働きましょう、という言い方のほうがずっと納得しやすいはずです。

そう、**結果を気にして不安に駆られる完璧主義とは、実は「気を散らしている」現象**なのです。

「To Do List」ではなく「To Be List」を意識しよう

「頑張りすぎ」の人は、自分の「To Do List」、つまり自分が「何をするか」にばかり注目しています。

「評価される対象」としての自分を考えれば、もちろん「何をするか」が重要になるでしょう。

しかし、よく考えてみると、これはとても自分を粗末にする姿勢です。

自分は何らかの成果を出してようやく価値がある、というような考え方は、自分本来の価値を認めていないということ。

私たち一人ひとりにはかけがえのない価値があり、それは「何をするか」によっ

て評価されるような性質のものではないのです。

自分の人生の質を決めるのは、一瞬一瞬の質の積み重ね。この一瞬に自分がやすらかで満たされていれば、そしてそれを積み重ねていけば、人生全体がやすらかで満たされたものになります。

ですから、自分を大切にしていこうと思えば、そこで必要なのは「何をするか」ではなく「どうあるか」ということ。

これはまさに、「評価される対象」としての自分から、「感じる主体」としての自分への転換でもあります。

「人生において何かを成し遂げなければならない」「ただ漫然と時間を使ってはならない」「ライフワークを見つけなければならない」などというのは昨今よく言われることですが、これも実は「何をするか」というテーマのこと。

そして、「何をするか」というテーマのもとでは、「どれほど努力しても足りないと思う心」に容易にとりつかれていきます。

それよりも、自分の心が「今」やすらかであること、「今」満たされていることなど、「どうあるか」に焦点を当ててみると、自分についての感じ方が全く変わってきます。

つまり、自分が幸せであるかどうかを決めるのは「感じる主体」としての自分自身、自分の価値を決めるのも「感じる主体」としての自分自身、ということがよく納得できるはずです。

ポイント

「完璧主義」を手放すと、丁寧な仕事ができる

7

追いつめられているのは誰のため？

出口のない「やらされている感」を感じたら……

次の感じ方も、心がボロボロになっている証拠です。

例17

いつも何かに追い立てられる生活に疲れてしまった。都会の労働レースから降りたいが、今の仕事を辞めたら生活レベルが下がるのは確実だ。妻も応援してくれるし、子どももかわいい……だから家族に悲しい思いをさせたくない。でも生きるのが辛い……。

これは、辛いけれども、死ぬまで人生というレースから降りられない、という感覚です。まるで、ボロボロになりながらベルトコンベアーを逆向きに歩いている感覚。

少しでも力を抜いたら、あっという間に取り残されてしまい、人生の敗残者になってしまう。自分一人ならまだしも、家族にそんな思いをさせたくない……。

まさに、出口のない「やらされている感」です。

こうなってしまうと、他の見方をすることができなくなってしまいますし、「この生活を続けるか、すべてをやめてしまうか」というくらいに極端な選択肢しかないような気になってしまうものです。

こんなときには、大切な人たちのことを考えてみましょう。

家族にも「やってあげたいこと」がある

この例で言えば、家族のことです。

家族のことなど考えている、だからこそ、この生活をやめられないのではないか、と思われるかもしれません。

でも家族は「今の生活レベルを維持したい」と思うだけの生き物ではありません。夫・父を愛する心や、お金よりも家族で楽しむ時間を持ちたいという心など、いろいろな心を持った人間なのです。

自分の夫や父親がこんな気持ちで追いつめられているということを知れば、家族にだって「やってあげたいこと」があります。

家族は一方的に面倒を見てもらう必要がある無能力者ではないのです。

大切な家族を守るために自分にできることをやりたい、という意味では、子どもも含めて家族は皆同じです。

「家族の生活レベルを落とせない」という一点だけに目が行ってしまって自分をボロボロにしていく、ということは、家族が大切な夫や父親を助けるチャンスを奪っているようなもの。

これで本格的な健康障害が起こったり、万が一自殺にでも至ったりしようものなら、家族は一生自分たちのことをゆるせないでしょう。

そんな重荷を家族に背負わせたくないものです。

心がボロボロになるほど、視野は狭窄《きょうさく》して、ものの見方は一面的になってきます。

まずは自分のパートナーを信頼して打ち明けるところから、話を始めてもよいと思います。

話してみるだけで心が楽になり、生活形態を変えなくても大丈夫、という結果になることも少なくないはずですし、「今の仕事がなくなっても、生活レベルが変わっても、あなたが健康でいてくれるのが一番大切よ」などと言ってもらうと、柔軟に選択肢を検討できるようになります。

こうやって自由度が高まるだけで被害者意識が減りますので、心のボロボロ度は軽くなるはずです。

ポイント

視野を広げて、本当に相手のためになることをしよう

8
「つながり」を大切にする

心から幸せを感じたのは、どういうときだったか？

このように視野が狭くなってしまっているときには、経済的な「生活レベル」など、表面的・形式的なことしか目に入らなくなりがちです。

でも、ここまで心がボロボロになってしまったときは、人間の最も本質的なところに戻るべきときです。

それは、**自分が本当に価値を感じるものとは何か、自分は次の世代にどういう価値を伝えていきたいか、という問いに立ち返る**ということです。

人生を振り返ってみて、あるいは家族との生活を振り返ってみて、本当に心からの満足や幸せを感じたのは、どういうときだったでしょうか。

お金によって何かを得たときではないはずです。また、何らかの形になるものを手に入れたときではなかったはずです。


自分のありのままを人から受け入れてもらったとき。

相手との間に心からのつながりを感じたとき。

自分も人や社会の役に立てるのだと感じたとき。

自分はこれでよいのだと思えたとき。

すばらしい芸術に胸を打たれたとき。

自然にとけ込む体験をしたとき。

本当においしいと思うものを食べたとき。


体験の内容は人それぞれでしょうが、そこには何かしらの「つながり」という要素があったはずです。

人とのつながり。自分とのつながり。他の生命とのつながり。自然とのつながり。

宇宙とのつながり。


何であれ、つながりの体験をするとき、私たちは心からの満足や幸せを感じるの

です。

自分の中の「つながり」を再生させてみよう

先ほど、大切な人たちのことを考えてみましょうということをお話ししましたが、それこそまさに**「つながり」によってこの状態から脱することができる**、ということになります。

表面的・形式的なことにとらわれて心をボロボロにしてしまい、万が一自殺などにでも至ったら、それこそ、大切な人たちとの間の「つながり」を暴力的に分断してしまうことになります。

自分のために、そして愛する人のために、少しずつ、つながりを作っていきましょう。

コツコツとつながりを作っていくと、自分自身の心がボロボロな状態から回復するだけでなく、何かを苦しく我慢するのではない、本当に豊かでのびのびとした人生を手に入れることができるはずです。

そして、そんなつながりの価値を、子どもの世代に伝えることもできるでしょう。

「頑張りすぎ」の自分を「よく頑張った」と認めていたわることも、自分とのつながり。

また、やすらぐ時間を持つことも、現在とのつながりです。

まずはそんなところから始めてみたらいかがでしょうか。

ポイント
「つながり」を作って、本当に豊かな人生を手に入れよう

おわりに――本書の内容についても「頑張りすぎ」ないようにしよう

「心がボロボロ」なときには本すら読みたくない気持ちになる場合もありますが、よくここまで読んでこられました。

十分に頑張った自分を認めてあげてください。

飛ばし読みしたところもあるかもしれませんが、それはまた読めるときに読んでいただければよいものです。

本書を読まれて、すでに多くの方が、「頑張りすぎ」から抜け出すヒントをつかまれているのではないかと思います。

「はじめに」でお話ししたように、心がボロボロになるときは、生き方を変えるとき。ぜひ、本書の内容を参考に、新しい生き方を始めていただきたいと思いますし、すでに始めておられるかもしれません。

しかし、本書をここまで読んでこられても、いっこうに「心がボロボロ」という感覚が和《やわ》らがない方、あるいは、「言っていることは頭ではわかるのだけれども、どうしてもネガティブ思考になってしまう」という方もおられるでしょう。

そんな方は、本書の内容についても「頑張りすぎ」になることに注意していただきたいと思います。

なぜかと言うと、「頭でわかっているけれどもできない」「書かれていることが心にしみてこない」というときには、すでにうつ病などを患《わずら》っている可能性があるからです。

うつ病になる前の方が本書を読まれれば、「頑張りすぎ」を手放すことによって、うつ病の予防につながるはずです。

あるいは、うつ病がだいたい治ってきた方にとっては、再発予防の本として機能するでしょう。

でも、病気を治すのは治療の仕事。

そのときの状態に最も適したサポートの形があります。

今現在うつ病になっているのであれば、病気として扱って治療を受けることがとても大切です。

本書を読んでも「心のボロボロ度」がちっとも改善しない場合には、「自分の努力が足りないのではないか」と思うのではなく、本書の側が足りないのではないか、と考えてください。

もちろん本書は心を込めて書いていますし、それが適した時期の方にはお役に立つと信じていますが、それが適した時期にはいない方（特にうつ病を患っている方）には十分でない、ということがあります。

そんなときに、「自分の読み込みが足りないのではないか」「気持ちを切り替える努力が足りないのではないか」などと自分の「足りないところ」を探していくのではなく、「今の自分には別のサポートが必要なのではないか」と考えてみてください。

専門家への相談の目安は、大きく言えば、睡眠がうまくとれない（最も典型的には、早い時間に目が覚めてしまってそのまま眠れなくなる、というパターン）、食欲がなくなる、など身体の症状が二週間以上続いていることです。

アルコールの量が増えたという場合も相談すべきときです。

なお、うつ病は「頑張りすぎ」のなれの果ての病気とも言えます。

うつ病の人を励ましてはいけないと言われるのは当然のことで、「どれほど頑張っても足りないと感じてしまう心」にとらわれてしまっている人に、さらに「頑張れ」と言うことがどれほど酷《こく》か、ということは理解していただけると思います。

それは本書の内容の理解や実践についても言えることなのです。

本書が、単に「心がボロボロ」という感じ方を癒《いや》すだけでなく、苦しみながら何とかゴールまでたどり着く人生とは違う、「豊かでのびのびとした別の生き方」へと、皆様をご案内する役に立つことを心から祈っております。

著者略歴

精神科医。慶應義塾大学医学部卒業、同大学院修了（医学博士）。慶應義塾大学医学部精神神経科勤務を経て、現在、対人関係療法専門クリニック院長、慶應義塾大学医学部非常勤講師（精神神経科）。アティテューディナル・ヒーリング・ジャパン（AHJ）代表。二〇〇〇年六月～二〇〇五年八月、衆議院議員として児童虐待防止法の抜本的改正をはじめ数々の法案の修正に力を尽くし実現させた。

著書には『女子の人間関係』（サンクチュアリ出版）、『「怒り」がスーッと消える本』『自己肯定感、持っていますか？』（以上、大和出版）、『プレッシャーに負けない方法』『イライラを手放す生き方』『困った悩みが消える感情整理法』（以上、さくら舎）、『自分でできる対人関係療法』（創元社）、『「毒親」の正体』（新潮新書）などがある。

「心《こころ》がボロボロ」がスーッとラクになる本《ほん》

二〇一二年一〇月 四 日 第一刷発行
二〇二五年 五 月一七日 第八刷発行

著者 水島広子《みずしまひろこ》
発行者 古屋信吾
発行所 株式会社さくら舎 http://www.sakurasha.com
東京都千代田区富士見一-二-一一 〒一〇二-〇〇七一
電話 営業 〇三-五二一一-六五三三 FAX 〇三-五二一一-六四八一
編集 〇三-五二一一-六四八〇
振替 〇〇一九〇-八-四〇二〇六〇

装丁 アルビレオ
イラスト ねこまき（ms-work）
本文組版 朝日メディアインターナショナル株式会社
印刷 株式会社新藤慶昌堂
製本 株式会社若林製本工場

ISBN978-4-906732-19-7